Schmidt / Pillunat
Fortbildung Glaukom

Vorwort

In den letzten Jahren haben sich weitgehend Änderungen zur Ansicht der Pathogenese des Glaukoms, zur Frühdiagnostik und vor allem zur Therapie des Glaukoms entwickelt. Das primär-chronische Offenwinkelglaukom wird demzufolge nicht mehr als eine Erhöhung des Augeninnendrucks definiert, sondern der intraokulare Druck findet in der aktuellen Definition keinen Platz mehr. Unter einem „Glaukom" versteht man gegenwärtig eine glaukomatöse Sehnervenschädigung mit korrespondierendem Gesichtsfeldausfall. Auch wenn in dieser aktuellen Definition der Augeninnendruck nicht vorkommt, so stellt er dennoch den bedeutsamsten Risikofaktor für die Entstehung des Glaukomschadens dar.

Viel bedeutsamer als die absolute Höchstgrenze für den Augendruck zu definieren, ist jedoch die Erkenntnis, daß jeder Patient eine individuelle Drucktoleranz aufweist und somit über einen individuellen Zieldruck verfügt.

Ursachen für diese individuell unterschiedliche Drucktoleranz kann eine veränderte Kollagenstruktur der Lamina cribrosa sein. Mikrovaskuläre Störungen der Sehnervenperfusion können die nutritive Balance des Sehnerven verringern und somit den Nervus opticus sensitiver für eine Druckschädigung machen. Neben diesen genannten Ursachen können desweiteren neurodegenerative Prozesse – unabhängig vom Augeninnendruckniveau – die glaukomatöse Sehnervenschädigung initiieren und beschleunigen.

Viele dieser neuartigen Ansätze zur Pathogenese, Diagnostik und Therapie der Glaukome sind noch nicht als Lehrbuchwissen verfügbar. Das zweite Gießener Glaukom-Symposium, welches im August 1997 unter der Leitung von Herrn Dr. K.-G. Schmidt stattfand, und die vorliegende Niederschrift der Beiträge sollen somit eine Brücke zwischen Glaukomforschung und den Anforderungen der täglichen Praxis schlagen.

Diese vorliegende Publikation wird den Auftakt für die Buchreihe „Fortbildung Glaukom" darstellen, in der jährlich eine Zusammenfassung wesentlicher Erkenntnisse aus der Glaukom-Forschung erfolgt.

Ein besonderer Dank gebührt der Fa. Chibret, München, die es ermöglichte, das Gießener Symposium auszurichten und das vorliegende Konzept zu verwirklichen. Die Initiative, die aktuelle Glaukom-Forschung für die tägliche Praxis transparent zu gestalten, geht auf den Geschäftsführer der Fa. Chibret, Herrn Harald Schwarz zurück. Sein fortwährendes Bestreben, wissenschaftliche Erkenntnisse in die ophthalmologische Praxis zu integrieren, findet in diesem Buch seine konsequente Fortsetzung.

Es erscheint besonders sinnvoll, aktuelle Erkenntnisse als gedruckte Information zu präsentieren, bevor dieses Wissen – meist erst nach einigen Jahren – Eingang in die klassischen Lehrbücher finden kann. Dieses Konzept wird in der Buchreihe „Fortbildung Glaukom" seine praktische Umsetzung finden.

Hamburg, im November 1998

Prof. Dr. L. E. Pillunat

Inhalt

1. NOS im hinteren Augenabschnitt normaler und glaukomatös
   veränderter Augen 1
   Elke Lütjen-Drecoll

2. Preservation of the Optic Nerve in Glaucoma 5
   Clive Migdal

3. Biomorphometrie der Papille beim chronischem Glaukom mittels Laser
   Scanning Tomographie – neue Entwicklungen in Diagnose und Verlaufs-
   kontrolle 7
   C. P. Jonescu-Cuypers, K. U. Bartz-Schmidt, G. K. Krieglstein

4. Effects of Trusopt on Visual Function and Ocular Perfusion 15
   William E. Sponsel

5. Pharmacological Regulation of Trabecular Meshwork Contractility 19
   Michael Wiederholt

6. Progress in the Development of New Facility-Increasing Drugs 29
   Thom Mittag, R.-F. Wang, P.-Y. Lee, J. B. Serle, S. M. Podos, B. Becker

7. Aderhaut und Autoregulation 39
   Karl-Georg Schmidt

8. The Use of Dye Dilution Curve Analysis in the Quantification of Indocyanine
   Green Angiograms of the Human Choroid 51
   Larry Kagemann, Alon Harris, Hak Sung Chung

9. Antimetaboliten in der Glaukomchirurgie 59
   N. Pfeiffer

10. Kalziumantagonisten in der Langzeittherapie des Normaldruckglaukoms 69
    Andreas G. Böhm, Lutz E. Pillunat

11. Ultraschallbiomikroskopie beim Pigmentglaukom 85
    *Lutz E. Pillunat, Andreas Böhm, Bettina Fuisting, Markus Kohlhaas,
    Gisbert Richard*

Autorenverzeichnis

Dr. Andreas G. Böhm
Universitäts-Augenklinik im UKE Eppendorf der Universität Hamburg
Martinistraße 52, D-20246 Hamburg

Alon Harris, PhD, Professor
Glaucoma Research & Diagnostic Center, Department of Ophthalmology,
Indiana University School of Medicine
702 Rotary Circle, Indianapolis, Indiana 46202-5175, USA

Dr. C. P. Jonescu-Cuypers
Universitäts-Augenklinik
Joseph-Stelzmann-Straße 9, D-50931 Köln

Prof. Dr. Elke Lütjen-Drecoll, Direktion
Anatomisches Institut der Universität
Krankenhausstraße 9, D-91054 Erlangen-Nürnberg

Clive Migdal, MD FRCS FRCOphth., Consultant Ophthalmologist
Western Eye Hospital
Marylebone Road, London NW1 5YE, England

Thomas W. Mittag, PhD, Professor of Ophthalmology, Professor of Pharmacology
Department of Ophthalmology, Box 1183, Mt. Sinai School of Medicine
One Gustave L. Levy Place, New York, N.Y. 10029-6574, USA

Professor Dr. N. Pfeiffer, Direktor
Universitäts-Augenklinik
Langenbeckstraße 1, D-55131 Mainz

Professor Dr. med. L. E. Pillunat
Universitäts-Augenklinik im UKE Eppendorf der Universität Hamburg
Martinistraße 52, D-20246 Hamburg

Dr. med. Karl-Georg Schmidt
Universitäts-Augenklinik
Friedrichstraße 18, D-35385 Gießen

William E. Sponsel, MD, Professor of Ophthalmology, Chief, Glaucoma Services
McDermett Building, University of Texas Health Science Center
7703 Floyd Curl Drive, San Antonio, TX 78284-7779, USA

Professor Dr. med. M. Wiederholt, Direktor
Institut Klinische Physiologie, Universitäts-Klinikum Benjamin Franklin
Hindenburgdamm 30, D-12200 Berlin

1. NOS im hinteren Augenabschnitt normaler und glaukomatös veränderter Augen

Elke Lütjen-Drecoll

Untersuchungen zur Bedeutung von Stickstoffmonoxyd (NO) sind in den letzten 10 Jahren vor allem dadurch erleichtert worden, daß die Arbeitsgruppe von Snyder das Enzym NO-Synthase (NOS) isolieren und Antikörper gegen das Enzym herstellen konnte. Mit Hilfe immunhistochemischer Färbungen gelang es dieser Arbeitsgruppe nachzuweisen, daß NO-Bildung nicht nur in Makrophagen und Leukozyten induziert werden kann (iNOS), sondern daß NOS auch in Neuronen vorkommt. Wie in den Zellen des Immunsystems wird auch in NOS immunreaktiven (IR)-Zellen NO mit Hilfe der Synthase aus Arginin gebildet. Die NOS ist jedoch konstitutiv in den Zellen vorhanden (cNOS). Die Aktivität des Enzyms ist Ca^+ abhängig. Ca-Einstrom in die Zelle kann z. B. durch Glutamat induziert und damit die NO-Bildung aktiviert werden. Obwohl NO ein Gas ist, nicht in Vesikeln gespeichert wird und nicht an Rezeptoren bindet, weisen verschiedene experimentelle Untersuchungen darauf hin, daß NO als Überträgersubstanz im Nervensystem wirkt. Es diffundiert in die Targetzelle, in der cGMP aktiviert wird. Auch im Gefäßendothel kommt die nicht induzierbare Ca^+ abhängige Form von NOS vor. In diesen Zellen entspricht NO dem von Furchtgott (1980) beschriebenen „endothelial derived relaxing factor", der in die Gefäß-muskulatur diffundiert und eine Erschlaffung der Muskelzellen bewirkt.

Unsere Untersuchungen zur Verteilung von cNOS im Primatenauge beruhen zum einen auf der immunhistochemischen Darstellung des Enzyms an Schnitt- und Häutchenpräparaten von Aderhaut und Retina, zum anderen auf der Anwendung einer enzymhistochemischen Darstellung des Enzyms NADP-diaphorase (NADPH-D), von dem inzwischen gezeigt werden konnte, daß es eine Form der NOS darstellt.

Aderhaut

In der Aderhaut findet sich neben einer schwachen Färbung der Gefäßendothelien eine intensive Darstellung zahlreicher perivaskulärer Nervenfasern. Die Fasern treten mit den ca. 20 kurzen hinteren Ziliararterien in Nähe des N. opticus in die Aderhaut ein und begleiten die in das Stroma der Choroidea eintretenden Arteriolen bis zu deren feinsten Aufzweigungen. Elektronenmikroskopische Aufnahmen zeigen, daß sogar Nervenendigungen bis an die Perizyten der Kapillaren heranreichen. Die läppchenförmig angeordneten fenestrierten Anteile der Choriocapillaris, die direkt an die Bruch'sche Membran grenzen, sind nicht mehr innerviert. Solch ein dichtes

Netz von NOS-IR Fasern war früher auch schon von Bredt et al. (1992) sowie Yamamoto et al. (1993) im Rattenauge beschrieben worden.

Bei menschlichen Augen sowie bei Augen verschiedener Makaken mit gut entwickelter Fovea centralis fanden wir zusätzlich zahlreiche, große NOS-positive Nervenzellen in der Aderhaut (bei menschlichen Augen 1 – 2000, bei Affen ca. 500), die in ein Netz NOS-positiver Nerven eingelagert sind.

Die Funktion dieser Ganglienzellen ist bisher nicht bekannt. Untersuchungen zu dieser Fragestellung werden dadurch erschwert, daß sie in der Gruppe der Mammalier in größerer Zahl nur bei höheren Primaten vorkommen. Durch Untersuchungen an anderen Spezies ist jedoch bekannt, daß die NOS-positiven Nervenfasern an den Aderhautgefäßen parasympathische postganglionäre Fasern des N. facialis aus dem Ggl. pterygopalatinum darstellen, deren Reizung eine Vasodilatation bewirkt. In den meisten Gefäßgebieten des Körpers ist die Gefäßinnervation sympathisch, vasokonstriktorisch, während eine Vasodilatation peripher z. B. durch endotheliale NOS bewirkt wird. Einzelne parasympathische vasodilatatorische Fasern kommen auch in anderen Gefäßgebieten des Kopfes vor, aber nicht in der Dichte wie sie in der Aderhaut auftreten. Die funktionelle Bedeutung dieser dichten Innervation ist unklar. Wie Arbeiten von Alm und Bill (1972, 1973) zeigen, bezieht die Retina 60 – 80 % ihrer Sauerstoff- und Glucoseversorgung aus der Aderhaut. Andererseits ist die Durchblutung der Choriocapillaris so groß, daß die arteriovenöse O_2-Differenz der Choriocapillaris nur 2 – 3 % beträgt (Alm and Bill, 1970). Bill (1985) postulierte daher, daß die außerordentlich hohe Durchblutung der Ader-

haut nötig sei, um Wärme und freie Radikale, die beim Sehvorgang entstehen, abtransportieren zu können und so die Netzhaut zu schützen. Andererseits kommt eine entsprechend dichte vasodilatatorische NOS-positive Innervation außer in der Aderhaut auch im Sinus cavernosus des Penis vor, in dem die Vasodilatation nicht der Versorgung, sondern der Erektion dient. Es wäre interessant zu untersuchen, ob eine Schwellung und damit eine Volumenregulation im Auge diese dichte Innervation erforderlich macht. Die bei Primaten mit Ausbildung einer Fovea centralis in das Fasernetz eingelagerten Nervenzellen könnten in der Peripherie eine lokale Regulation ermöglichen, die z. B. größere Bewegungen der Fovea bei Volumenänderungen der Aderhaut einschränken könnten.

Bei Makaken mit experimentell erzeugtem Hochdruckglaukom ist die Anzahl der NOS-positiven Ganglienzellen in der Aderhaut von 500 auf ca. 50 reduziert. Die Anzahl der perivaskulären Nervenfasern ist stark reduziert. Gleichzeitig ist in der zentralen Netzhaut die Zahl der NOS-positiven amakrinen Zellen ebenfalls signifikant verringert und die Intensität der endothelialen Färbung in den Ästen der A. centralis retinae verändert (May et al., 1997). Die Ursache dieser Veränderungen ist bisher nicht bekannt.

Die Reduktion NOS-positiver Zellen im hinteren Augenabschnitt könnte jedoch zu einer Reduktion der vasodilatatorischen Gefäßregulation in Aderhaut und Netzhaut führen und dadurch den weiteren Verlauf der Netzhautdegeneration bei diesen Tieren beeinflussen.

Literatur

Alm, A., Bill, A. (1972). The oxygen supply to the retina. I. Effects of changes in intra-ocular and arterial blood presures and in arterial PO_2 and PCO_2 on the ocygen tension in the vitreous body of the cat. Acta Physiol.Scand. 84 (2) 261 – 274.

Alm, A., Bill, A. (1973). The effect of stimu-lation of the cervical sympathetic chain on retinal oxygen tension and on uveal, reti-nal and cerebral bloodflow in cats. Acta Physiol. Scand. 88/1, 84 – 94.

Alm, A., Bill, A. (1970). Blood flow and oxy-gen extraction in the cat uvea at normal and high intraocular pressure. Acta Phy-siol. Scand. 80/1, 19 – 28.

Alm, A., Bill, A. (1972). The oxygen supply of the retina. II. Effects of high intraocular pressure and of increased carbon, dioxide tension on uveal and retinal blood flow in cats. A study with radioactively labelled microspheres including flow determinati-ons in brain and some other tissues. Acta Physiol. Scand. 84/3, 306 – 319.

Bill, A. (1985). Some aspects of the ocular circulation. JOVS 26/4, 410 – 424.

Bredt, D. S., Snyder, S. H. (1992). Nitric oxi-de, a novel neuronal messenger. Neuron 8/ 1, 3 – 11.

Furchtgott, R. F., Zawadzhi, J. V. (1980). The obligatory role of endothelial cells in the relaxation of artery at smoth muscle by acetylcholine. Nature (Lond.) 288, 273 – 376.

May, C. A. et al. (1997). Choroidal ganglion cell plexus and retinal vasculature in mon-keys with laser-induced glaucoma. Oph-thalmologica 211, 161 – 171.

Yamamoto, R. et al. (1993). Enhanced expres-sion of nitric oxide synthase by rat retina following pterygopalatine parasympathetic denervation. Brain Res. 631, 83 – 88.

Yamamoto, R. et al. (1993). The localization of nitric oxide synthase in the rat eye and related cranial ganglia. Neuroscience 54, 189 – 200.

2. Preservation of the Optic Nerve in Glaucoma

Clive Migdal

Elevated intra-ocular pressure is an important factor in the pathogenesis of visual field loss in this disease. Other than raised intra-ocular pressure, however, there are many other risk factors in glaucoma including age, race, family history, microvascular disease etc. Various other theories also exist as to the pathogenesis of this disease, including the mechanical and vascular theories.

Apoptosis, a form of programmed cell death, is considered to be an important factor in the process of ganglion cell loss in glaucoma. Apoptosis is a 2 hit mechanism (ie there is a potential for rescue). A cascade of events occurs once the cell has been triggered by the noxious stimulus, with calcium influx into the cell, leading to break up of the nucleus, fragmentation and phagocytosis. Triggered cells respond more easily to the noxious insult (eg raised IOP) than un-triggered cells.

In order to prevent further loss of ganglion cells in glaucoma, lowering the IOP is generally considered to be an important therapeutic principle. Other therapeutic approaches are now, however, also being considered.

The role of IOP reduction

The association between visual field loss and raised intra-ocular pressure has been known for a long time. Several studies have shown that poor control of intra-ocular pressure leads to visual field loss (Abedin, 1982; Kolker, 1997) while, if there is good IOP control the visual field loss does not progress (Quigley and Maumenee, 1979).

In patients with ocular hypertension, a high presenting intra-ocular pressure is a risk factor for field loss (Kass, 1976; Vogel, 1990). In the ocular hypertensive lowering of the intraocular pressure has a protective effect on the visual field (Krug, 1987; Kass, 1989).

In eyes with established visual field loss, however, the effect of intra-ocular pressure lowering is less clear. Although lowering IOP can result in reversal of cupping (Kass, Spaeth, 1989) visual function does not necessarily improve. Moreover further visual field loss is not always prevented if the intra-ocular pressure is lowered to less than 21 mmHg (Kidd, 1985). Palmberg (1989) has suggested a „dose response curve" of protection in IOP lowering (the lower the better).

To assess whether lowering intra-ocular pressure does prevent field progression one needs a treatment versus no treatment trial. One initial such trial had small numbers and a relatively short follow up time (Holmin, 1988). A new trial is currently underway in Sweden in an attempt to obtain this answer. There is also indirect evidence from the Moorfields Primary Therapy Trial (Migdal and Hitchings, 1994) that pressure lowering does result in some preservation of the visual field.

Intra-ocular pressure of course is not the whole story, particularly when considering patients with normal tension glaucoma.

Other therapeutic approaches

Other than lowering the intra-ocular pressure, there are currently interesting developments at a molecular and cellular biology level and in the field of neuropharmacology of nerve damage. Many advances have occurred in the management of neurological diseases such as stroke, Alzheimer's Disease, Parkinson's Disease.

Excito-toxins are excitatorary neurotransmitters, which in excess have a toxic effect on neurons. There appears to be a specific pattern of cell death for each toxin and neuron viability is improved if these toxins are inhibited. Clinical applications include acute cerebral ischaemia eg stroke, and chronic progressive conditions such as Alzheimer's and Parkinson's disease. These substances possibly have a part to play in the chronic optic neuropathy of glaucoma.

Calcium channel blockers act on vascular smooth muscle causing vasodilatation or reducing vasospasm. They may possibly reduce the toxic intracellular calcium or act on CNS receptors. Clinical applications include migraine and low tension glaucoma eg Nifedipine, Nimodipine.

Nitric oxide promotes vasodilatation in vascular endothelium. In excess, this substance may well be toxic to adjacent cells. Nitric oxide synthase is present in photoreceptors and ganglion cells. Cells with nitric oxide synthase appear to be resistant to degeneration eg Alzheimer's or stroke. It is possible that neuro-protection occurs via the vasodilatory activity. Molecular events mediate long term neuronal damage. Oxygen free radicals are important in damaged pathways eg acute ischaemia or chronic neuronal degeneration in glaucoma. Exogenous free radical scavengers may be used to prevent glaucoma damage.

Although there are a number of questions which remain unanswered in glaucoma, in the future it may be possible to replace or augment ocular pressure lowering agents in the management of this disease.

3. Biomorphometrie der Papille beim chronischem Glaukom mittels Laser Scanning Tomographie – neue Entwicklungen in Diagnose und Verlaufskontrolle

C. P. Jonescu-Cuypers, K. U. Bartz-Schmidt, G. K. Krieglstein

Die auf Papillenbeurteilungen basierende Glaukomdiagnostik ist aufgrund der enormen Variabilität der Papillenfläche erschwert. Die Exkavationsfläche ist direkt von der Papillenfläche abhängig. Aus diesem Grunde haben große Papillen große Exkavationsflächen, kleine Papillen kleine oder keine Exkavationsflächen. Die glaukomatöse Optikusatrophie ist gekennzeichnet durch den Untergang retinaler Nervenfaserbündel und den Verlust des astrozytären Stützgewebes bei konstanter Fläche des Sehnervenkopfes. Dies führt zu einer Abblassung des Sehnervenkopfes und einer fortschreitenden Zunahme der Papillenexkavation. Die Schwierigkeit besteht darin, zwischen krankhafter und physiologischer Exkavation zu unterscheiden.

Die quantitative Verlaufsbeobachtung der Papillenexkavation an Glaukom erkrankter Augen bediente sich bisher der zweidimensionalen Planimetrie. In der zweidimensionalen Planimetrie wurden Diapositive der Papille nach Korrektur der Refraktion in Abhängigkeit der Bildvergrößerung durch die Willms und Littmann Formel beurteilt.

Mit den seit 1988 eingeführten Laser-Scanning Tomographen kann die zwei- und dreidimensionale Struktur des Sehnervenkopfes mit hoher Präzision quantitativ bestimmt werden. Seit Anfang der neunziger Jahre sind die Geräte noch einmal verbessert worden. In Köln benutzen wir den Heidelberg Retina Tomographen (HRT). Der HRT ist ein konfokales Laser Scanning Ophthalmoskop zur Darstellung und Vermessung der zwei- und dreidimensionalen Topographie des zentralen Augenhintergrundes.

Der Laser Scanning Tomograph arbeitet nach dem konfokalen Prinzip. Hierdurch wird nur Licht aus einer eng definierten Fokalebene durch die Photodioden aufgezeichnet und sämtliche Reflektionen aus anderen Ebenen ausgeschaltet. Es werden insgesamt 32 äquidistante, zweidimensionale Einzelbilder um eine vom Untersucher bestimmte Fokalebene in gleichen Abständen aufgezeichnet, die Scantiefe ist von 0,5 bis 4 mm variierbar. Nach horizontaler, vertikaler und rotatorischer Alinierung der Bilder berechnet der Computer aufgrund der maximalen Reflektivitätsverteilung in den Einzelbildern dieser Serie die Höhenposition eines jeden Bildpunktes in einem Raster von 256 × 256 Pixel. Die Höhenposition ist farbkodiert, je tiefer die Position, desto heller erscheint sie.

In unseren Studien haben wir 3 Scanserien hoher Qualität bei jeder Untersuchung durchgeführt und haben jeweils die mittlere Topographie berechnet. Nach Ausgleich der Verkippung durch das Programm und Nivellierung der einzelnen Bildpunkte werden die Papillenaußengrenzen an der inneren Begrenzung des Elschnig'schen Skleralringes als sogenannte „Konturlinie" eingezeichnet. Die ganze Fläche innerhalb dieser Konturlinie stellt die Papillenfläche dar. Die Exkavationsfläche, sowie alle anderen Papillenparameter werden darauf basierend errechnet. Eine Standardreferenzebene ist definiert als eine Ebene 50 μm unterhalb der Reflektivitätsmaxima der Konturlinie in dem Sektor zwischen – 10° und – 4°. Die Fläche innerhalb der Konturlinie und unterhalb der Standardreferenzebene entspricht der Exkavationsfläche und die Fläche innerhalb der Konturlinie, aber oberhalb der Standardreferenzebene entspricht der Fläche des neuroretinalen Randsaums. Die Evaluierung dieser Parameter ist daher viel weniger untersucherabhängig als in der konventionellen Planimetrie.

Normalisierter Rim / Disc Flächenquotient

Trotz dieser aufwendigen und raffinierten Technik, die eine dreidimensionale Analyse der Papille erlaubt, bleibt die Frage, ob eine individuelle Papillenexkavation als physiologisch oder als glaukomatös einzustufen ist. Aufgrund des Verhältnisses der normalen Papillenparameter zur gesamten Papillenfläche ist eine solche Beurteilung schwierig. Um diese Frage beantworten zu können haben wir 100 Augen von gesunden Probanden ohne Papillenanomalien untersucht. Das Diagramm (Abb. 3.1) zeigt die lineare Beziehung zwischen Exkavationsfläche und Papillenfläche dieser 100 Probanden. Nun können wir eine individuelle Exkavationsfläche einer individuellen Papille in Abhängigkeit zu ihrer Papillenfläche beurteilen und über die Regressionsgerade die Differenz zwischen einer individuellen Exkavationsfläche und der vorhergesagten Exkavationsfläche berechnen. Über den vorhergesagten Wert der Exkavationsfläche kann ein Abweichungsquotient berechnet werden (cup.ind/cup.pd).

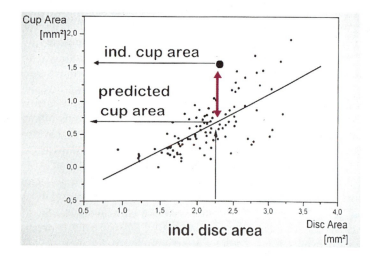

Abbildung 3.1

Der Betrag dieser Abweichung, kann nun auf einen standardisierten durchschnittlichen Papillenparameter umgesetzt werden. Um später in der graphischen Präsentation der Meßwerte eine glaukomatöse Papillenläsion als Abnahme im Kurvenverlauf darstellen zu können, ist die Betrachtung des Rim/Disc Quotienten geeigneter.

Um eine möglichst hohe örtliche Auflösung der Papillenparameter zu erhalten, haben wir die Papillen in 36 gleichweite Sektoren mit einem Sektorwinkel von 10° unterteilt.

Für jeden der 36 Sektoren sortierten wir daraufhin den normalisierten Rim/Disc Flächenquotienten in einer absteigenden Reihenfolge und konnten so Perzentilenkurven der Normalgruppe zusammen mit den normalisierten Rim/Disc Flächenquotienten von individuellen Glaukompapillen darstellen. Darauf basierend war es zum ersten Mal möglich, individuelle Papillenparameter in Beziehung zu papillenflächenkorrigierten Werten einer Normalgruppe zu setzen.

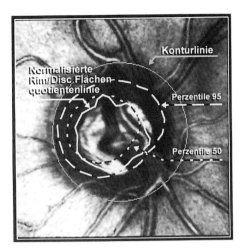

Abbildung 3.2

Zwei Möglichkeiten der Darstellung

So ergeben sich zwei Möglichkeiten der Darstellung:

1. Die Werte der Perzentilen 50 und 95 der Normalgruppe können direkt in die topographischen Bilder des HRT importiert und simultan mit einer Linie der individuellen normalisierten Rim/Disc Flächenquotientenwerte angezeigt werden. Hierdurch werden lokalisierte Randsaumverluste am Ort angezeigt. Die Abbildung 3.2 zeigt eine normale Papille. Die Linie des individuellen normalisierten Rim/Disc Flächenquotienten liegt allseits innerhalb der Perzentile 95 der Normalgruppe.

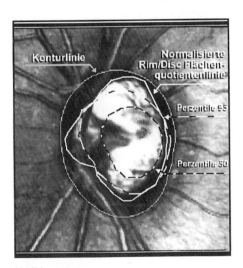

Abbildung 3.3

Die in Abbildung 3.3 gezeigte Papille erscheint temporal oben und nasal glaukomverdächtig verändert zu sein. Die individuelle Linie des normalisierten Rim/Disc Flächenquotienten deckt im Vergleich mit der Linie der Perzentile 95 der Normalgruppe deutlich einen generalisierten Randsaumverlust auch in den anderen Sektoren an dieser Papille auf. Die individuelle Linie liegt vollständig au-

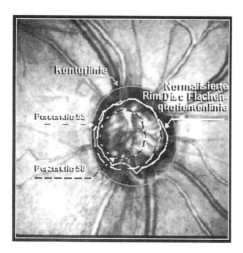

Abbildung 3.4

ßerhalb der Perzentile 95 der Normalgruppe.

Die Abbildung 3.4 zeigt das Topogramm einer kleinen Papille mit zentraler Exkavation. Der neuroretinale Randsaum ist zirkulär erhalten und weist keinerlei Kerben auf. Aufgrund der Papillengröße zeigt allerdings die Linie des normalisierten Rim/Disc Flächenquotienten hier einen fortgeschrittenen generalisierten Glaukomschaden an. In den nasal unteren Sektoren liegt die individuelle Linie des normalisierten Rim/Disc Flächenquotienten außerhalb der Linie

der Perzentile 95. Es handelt sich dabei um die Zone des nasal unteren Quadranten. Betrachtet man in diesem Bereich die parapapilläre retinale Nervenfaserschicht, so erkennt man im Vergleich mit den anderen Quadranten eine verminderte Reflektivität als Zeichen einer Nervenfaserbündelläsion.

2. Die Werte der Perzentilen 5, 10, 50, 90 und 95 der Normalgruppe können kumuliert und zusammen mit den kumulierten Werten des normalisierten Rim/Disc Flächenquotienten einer individuellen Papille aufgetragen werden. So geht zwar die Ortsinformation verloren, man erhält aber einen Eindruck über das Ausmaß (generalisiert oder lokalisiert) und die Tiefe der glaukomatösen Optikusschädigung. So ist in der kumulierten Darstellung einfacher zu erkennen, daß es sich bei dem hier gezeigten Topogramm um eine Normalpapille handelt: Die kumulierten Werte des individuellen normalisierten Rim/Disc Flächenquotienten liegen alle um die Perzentile 50. (Abb. 3.5)

In der Abbildung 3.6 erscheint die Papille temporal oben und nasal glaukomverdächtig verändert zu sein. Die kumulierte individuelle Kurve des normalisierten Rim/Disc Flächenquotienten liegt mit nahezu allen Werten unterhalb der Perzentile 95 der Normalgruppe. So wird

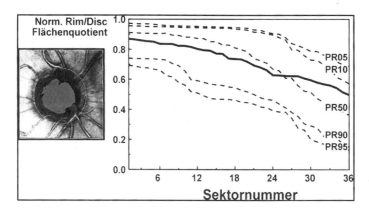

Abbildung 3.5

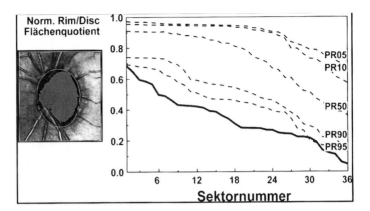

Abbildung 3.6

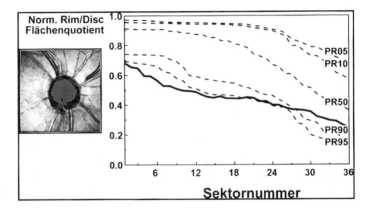

Abbildung 3.7

auch unter Verzicht auf die Ortsinformation hier der generalisierte Randsaumverlust deutlich.

Die Abbildung 3.7 zeigt das Topogramm einer kleinen Papille mit zentraler Exkavation. Der neuroretinale Randsaum ist zirkulär erhalten und weist keinerlei Kerben auf. In über 20 Sektoren liegt die individuelle Kurve des normalisierten Rim/Disc Flächenquotienten unter der Kurve der Perzentile 95. Aufgrund des Verlustes der Ortsinformation in der kumulierten Darstellung wird zwar das Ausmaß der Schädigung, nicht jedoch die Lage ersichtlich. Um einen Eindruck über die Lage der Papillenläsion zu erhalten, ist daher die direkte Darstellung im Topogramm erforderlich.

Dort kann der Papillenschaden in der Zone des nasal unteren Quadranten erkannt werden.

Verlaufskontrolle

Neben der Diagnostik ist die Verlaufskontrolle die essentielle Säule in der Entscheidung über das therapeutische Vorgehen beim Glaukom. Die Kenntnis der Meßschwankungen des HRT bei gesunden Probanden ist Voraussetzung um gemessene Veränderungen an der Papille als Glaukomschaden aufzudecken oder als einfache Meßschwankungen abzugrenzen, um unnötige Behandlungen zu vermeiden.

Durch die sektorweise Berechnung der Schwankungen des normalisierten Rim/Disc Flächenquotienten besteht nun die Möglichkeit, einen Vertrauensbereich einer individuellen normalisierten Rim/Disc Flächenquotientenlinie einer Glaukompapille darzustellen. Im Verlauf können nun Veränderungen im normalisierten Rim/Disc Flächenquotienten lokal beurteilt werden. Liegen die Werte bei den Verlaufsuntersuchungen außerhalb der Schwankungsperzentile, kann von einer, über die zu erwartende Meßschwankung des HRT hinausgehenden Veränderung im neuroretinalen Randsaum der Papille ausgegangen werden. Die Abbildung 3.8 zeigt das Topogramm eines rechten Auges. Es handelt sich um eine Papille mit Zeichen der glaukomatösen Optikusläsion. Die Linie des normalisierten Rim/Disc Flächenquotienten zeigt im Verhältnis zur Linie der Perzentile 95 der Normalgruppe, daß der neuroretinale Randsaum vor allem temporal oben, aber auch temporal unten verjüngt ist. Die Abbildung 3.9 zeigt dieselbe Papille ein Jahr später. Die Zone des Vertrauensbereiches läßt sich dann neben der Linie des normalisierten Rim/Disc Flächenquotienten der

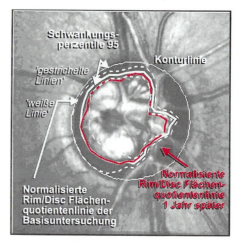

Abbildung 3.9

Ausgangsuntersuchung und der aktuellen Linie des normalisierten Rim/Disc Flächenquotienten in einem Topogramm darstellen. Dabei wird deutlich, daß alle aktuellen Werte des normalisierten Rim/Disc Flächenquotienten innerhalb des Vertrauensbereiches der Schwankungsperzentile 95 liegen. Somit haben sich im Verlauf eines Jahres keine meßbaren Veränderungen am neuroretinalen Randsaum der Papille ergeben.

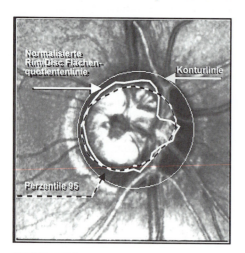

Abbildung 3.8

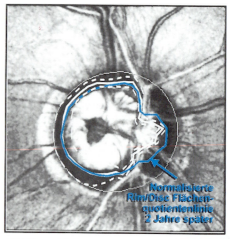

Abbildung 3.10

Die Abbildung 3.10 zeigt nun die Papille 2 Jahre nach der Basisuntersuchung. Wieder ist die Linie des normalisierten Rim/Disc Flächenquotienten der Ausgangsuntersuchung zusammen mit den Linien der Schwankungsperzentile 95 und der aktuellen Linie des normalisierten Rim/Disc Flächenquotienten eingezeichnet. Zwei Jahre nach der Ausgangsuntersuchung zeigt sich, daß es zu einer, über den Vertrauensbereich hinausgehenden Abnahme des neuroretinalen Randsaums in den nasal unteren Sektoren gekommen ist.

Zusammenfassung

Durch den Vergleich individueller Papillenparameter (Papillenfläche und Exkavationsfläche) mit den Werten einer Normalgruppe konnte ein papillenflächenkorrigierter, sogenannter „normalisierter" Rim/Disc Flächenquotient berechnet werden. Über eine Normalwertegruppe von Probanden konnten wir Normwerte für unterschiedliche Perzentilen berechnen und so mit individuellen Werten des normalisierten Rim/Disc Flächenquotienten von Glaukomaugen vergleichen.

Die Normwerte lassen sich in einer direkten Darstellung in die Papillenbefunde einblenden, so daß direkt an einer untersuchten Papille der Glaukomschaden aufgezeigt werden kann. Auch können die Werte in einer kumulierten Darstellung zusammen mit den Normperzentilen aufgetragen werden. In dieser Form kann leichter das Ausmaß (lokalisierter oder generalisierter Schaden) und die Schadenstiefe erkannt werden.

Im Verlauf können nun die Veränderungen im normalisierten Rim/Disc Flächenquotienten lokal beurteilt werden durch die Darstellung des Vertrauensbereiches einer individuellen normalisierten Rim/Disc Flächenquotientenlinie und somit eine Zunahme der glaukomatösen Schädigung besser eingeschätzt werden.

4. Effects of Trusopt on Visual Function and Ocular Perfusion

William E. Sponsel

Purpose. To determine whether Trusopt (dorzolamide) might influence visual function and retinal perfusion during normal breathing, carbon dioxide inhalation, or hyperventilation.

Methods. Twelve normal subjects in a double-masked, placebo-controlled, crossover study of dorzolamide 2 % versus placebo tid OD for 4 days with the reverse after a two week washout period. Each subject underwent contrast sensitivities to sinusoidal gratings OD 4 and 1 cycles per degree (NeuroScientific 8010) on day 2, Heidelberg retinal flowmetry on day 3, and Humphrey 10-2 visual fields (Humphrey 2 model 750) on day 4 of each phase. Three sets of each test were obtained in sequence on each testing day, during 1) normal breathing (baseline), 2) inhalation of carbon-dioxide enriched air ($ETCO_2$ 115 % of baseline), and 3) hyperventilation ($ETCO_2$ 85 % of baseline).

Results. Dorzolamide was associated with higher Humphrey mean deviation values during each condition. Contrast sensitivity decreased significantly ($p < 0.01$) on placebo, but not during dorzolamide treatment. Correlation of HRF perfusion and contrast sensitivity was strong during drug treatment ($R = 0.93$; $p < 0.001$), but absent during placebo treatment ($R = 0.26$; $p > 0.5$).

Conclusions. Dorzolamide appears to have a protective effect on visual function under a variety of physiologic conditions, with unique circulatory associations.

Introduction

Carbon dioxide is known to produce significant increases in retinal and cerebral blood flow. Hyperventilation diminishes tissue CO_2 levels, and thus has the opposite effect. Previous work suggests that the topical carbonic anhydrase inhibitor dorzolamide can modulate the adverse effects of hyperventilation on visual function in normal eyes (Sponsel et al., 1997). The present study was performed to determine whether dorzolamide treatment, which may diminish the mobilization of ocular CO_2 in the face of hyperventilation by blocking carbonic anhydrase, is associated with any alterations in retinal microcirculation as measured by Heidelberg retinal flowmetry (HRF). These results are considered below in the context of other recent work.

Methods

Twelve healthy adults participating in a double-masked, placebo-controlled crossover study of dorzolamide 2 % tid OD vs. placebo tid OD. On the third day of treatment of each study phase, each sub-

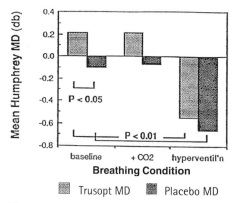

Figure 4.1a

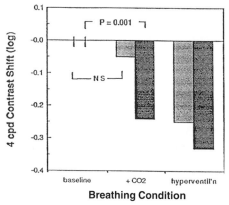

Figure 4.1b

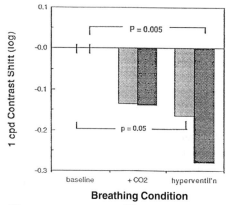

Figure 4.1c

ject underwent Heidelberg Retinal Flow-metry (HRF) (first under normal breathing conditions, then while imbibing 6 % CO_2-enriched air, and finally while hyperventilating, thus producing a 25–30 % increase and then a corresponding reduction in end-tidal CO_2 from baseline). Contrast sensitivities to sinusoidal gratings of 1 and 4 cycles per degree (cpd) were measured using the Neuro-Scientific 8010 system, and Humphrey 10-2 visual fields were performed, under like conditions within 24 hours of the ocular perfusion studies, during each treatment arm of the 2-phase protocol.

Results

Under normal breathing conditions, dorzolamide treatment was associated with a significant improvement in Humphrey 10-2 mean deviation which was absent during placebo treatment of the same eye. Mean visual function values for both the Humphrey and contrast sensitivity measures were higher during dorzolamide therapy during all three breathing conditions (Figures 4.1a, 4.1b, and 4.1c; see reference cited above for further details).

During both hypercapnia and hyperventilation contrast sensitivity to both spatial frequencies decreased, but dorzolamide treatment appeared to diminish the extent of visual compromise in every instance. Correspondingly, retinal microcirculation as measured by HRF similarly between perfusion and visual function, which was very strong during drug treatment (R = 0.93; p < 0.001) (Figure 2a), was absent during placebo treatment in the same eye (R = 0.26; p > 0.5) (Figure 4.2b).

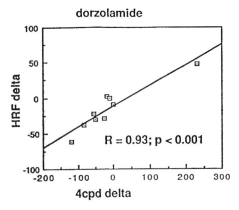

Figure 4.2a

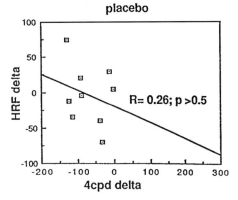

Figure 4.2b

Discussion

This study employs a new technology, the HRF, to investigate the association between visual function and perfusion in eyes undergoing treatment with a putatively vasoactive and hemopotent topical agent, dorzolamide hydrochloride. This study was carried out in a manner which would negate interindividual variability, sequential treatment, learning effects, and investigator bias. Heidelberg retinal flowmetry proved sufficiently sensitive, in a continuously-monitored experimental setting, to elucidate apparent drug-associated physiologic shifts in microcirculation during hyperventilation. The change in the relationship between retinal microcirculation and contrast sensitivity during dorzolamide therapy may have a role in the drug's apparent modulating effect on visual loss during hyperventilation.

These findings are of particular interest in light of similar results among a different group of normal subjects studied in our laboratory. Nine normal subjects, none of whom participated in the above protocol, were evaluated in a single-masked prospective placebo-con-trolled study (Kavanagh and Sponsel, 1996) to assess whether topical dorzolamide might modulate the decrease in retinal perfusion which accompanies hyperventilation-induced hypocapnia. Each subject was assessed at baseline, and then, after two days of uniocular treatment with 2 % dorzolamide tid to the left eye, during CO_2 imbibition as described above. During hyperventilation, mean contrast sensitivity at 4 cpd decreased from baseline by 34 % ($p = 0.04$) in the untreated right eyes, but was unchanged in the dorzolamide-treated left eyes (Figure 4.3a). Blue field entoptic measures of perimacular capillary leukocyte perfusion revealed a corresponding decrease in the product of leukocyte density and velocity ($p = 0.04$) in the untreated left eyes, but no change from baseline in the dorzolamide-treated right eyes. A strong linear correlation again existed between the shift in contrast sensitivity (from baseline to hyperventilation) among dorzolamide-treated left eyes ($R = 0.74$; $p = 0.02$; Figure 4.3b) which was absent in the untreated right eye (Figure 4.3c).

Thus, using two different microcirculatory monitoring techniques, these

4 cpd Contrast Sensitivity Change

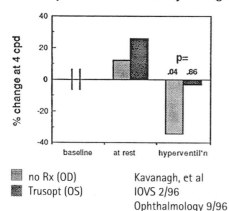

no Rx (OD)
Trusopt (OS)

Kavanagh, et al
IOVS 2/96
Ophthalmology 9/96

Figure 4.3a

**Perimacular BF vs. Contrast 4cpd change
during Hyperventilation (+Trusopt (OS))**

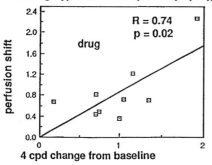

R = 0.74
p = 0.02

drug

4 cpd change from baseline

Figure 4.3b

**Perimacular BF vs. Contrast 4cpd change
during Hyperventilation (control eye (OD))**

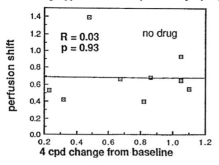

R = 0.03
p = 0.93

no drug

4 cpd change from baseline

Figure 4.3c

complementary studies demonstrate an apparent visual protective effect of dorzolamide in which drug treatment coincides with a uniquely tight association between retinal microvascular perfusion and visual function. Further studies are underway to further investigate this interesting pharmacophysiologic interaction in normal and glaucomatous eyes, and among individuals with macular edema and macular degeneration.

Summary

Dorzolamide hydrochloride (Trusopt) is a new topical carbonic anhydrase inhibitor with a well-established ocular hypotensive action. Dorzolamide's pressure-reducing effect is dependent upon its powerful inhibition of carbonic anhydrase in the ciliary epithelium, with accompanying sequestration of CO_2, and pH reduction. Given the contiguous anatomic association of the neuroretina and pigment epithelium to the ciliary body, the author proposed that dorzolamide might enhance perfusion and facilitate oxygen delivery to the retina via CO_2-induced vasodilation and the Bohr effect, respectively. Such IOP-independent action would have implications not only for glaucoma therapy, but could be of value in the treatment of various acute and degenerative retinal disorders.

References

Sponsel, W. E., Harrison, J., Elliott, W. R., Trigo, Y., Kavanagh, J. T., Harris, A. (1997). Dorzolamide Hydrochloride and Visual Function in Normal Eyes. Am. J. Ophthalmol.

Kavanagh, J. T., Sponsel, W. E. (1996). Protective Effect of Dorzolamide 2 % Against Hyperventilation Induced Depression of Perimacular Circulation. Ophthalmology (Suppl), 103, 148.

5. Pharmacological Regulation of Trabecular Meshwork Contractility

Michael Wiederholt

It has been generally accepted that contraction of the ciliary muscle fibres extending into the trabecular meshwork influences outflow of aqueous humor and hence intraocular pressure. Contraction of ciliary muscle may ultimately expand and spread the trabecular lamellae and thus increase the filtration area of the cribriform meshwork (Rohen, 1964; Rohen et al., 1981). The trabecular meshwork was considered to have no direct effect on aqueous humor outflow.

The present paper reviews our arguments that trabecular meshwork per se in addition to the ciliary muscle is involved in regulation of aqueous humor outflow. For more detailed literature see Wiederholt et al., 1997; Wiederholt and Stumpff, 1997).

Smooth-muscle specific α-actin in trabecular meshwork cells

Trabecular meshwork tissue and cultured meshwork cells of the eye of humans and various animals contain contractile filaments which are consistent with a smooth muscle-like function of the meshwork (DeKater et al., 1990; Coroneo et al., 1991; Flügel et al., 1991). The presence of smooth muscle-like cells in the outflow angle raise the possibility of a direct effect of the trabecular meshwork on ocular outflow resistance (Coroneo et al., 1991).

Electrophysiological properties of trabecular meshwork cells resemble electrical behaviour of smooth muscle cells

Measurements of membrane voltage (Fig. 5.1) were performed in bovine (Coroneo et al., 1991) and human (Lepple-Wienhues et al., 1994) trabecular meshwork cells. Membrane voltage is an important factor in determining contractile cell tone and thus contractility (Neslon and Quayle, 1995). In most smooth muscle cells, membrane voltage hyperpolarization leads to vasodilation/relaxation, and voltage depolarization leads to vasoconstriction/contraction. However, there are important exceptions from this common feature and beside electromechanical coupling, pharmacomechanical coupling is an important mechanism in the regulation of contraction in smooth muscle cells (Somlyo and Somlyo, 1968).

One of the key steps in electromechanical coupling in smooth muscle cells is the depolarization of membrane voltage and the appearance of bursts of calcium-dependent voltage changes. A typical recording of cultured trabecular meshwork cells is shown in Fig. 5.1. Depolarization by various menœvres induced voltage spikes. In several cases spontaneous fluctuations could be observed. There

Intracellular Microelectrodes

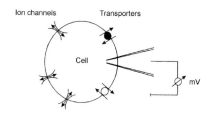

- Resting membrane voltage
- Excitability, voltage oscillations

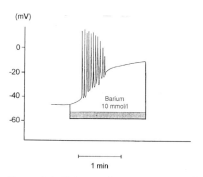

Figure 5.1: Scheme of measurements of membrane voltage using classical intracellular microelectrodes (upper part). Induction of voltage oscillations ("abortive action potentials") by depolarization of the membrane voltage. Repetitive oscillations are typically induced by barium. In 15 – 20 % of recordings spontaneous fluctuations of membrane voltages can be recorded. The observation of spontaneous and induced excitability of human and bovine trabecular meshwork cells is consistent with the notion of contractile smooth muscle-like cells.

was no difference between human and bovine trabecular meshwork cells (Coroneo et al., 1991; Lepple-Wienhues et al., 1994). These voltage oscillations were dependent on the presence of extracellular Ca^{2+} and could be blocked by calcium channel blockers such as nifedipine, but were not inhibitable by tetrodotoxin (an inhibitor of fast Na$^+$ channels). The presented arguments support the assumption that human as well as bovine trabecular meshwork cells are equivalent to excitable smooth muscle cells. The measurements of membrane voltage presented evidence for functional muscarinic, α- and β-adrenergic and endothelin receptors in human and bovine trabecular meshwork cells.

By using the various modes of the patch-clamp technique (Fig. 5.2) we were interested in studying channels known to contribute to smooth muscle contraction/relaxation. Among the various K$^+$ channels present in trabecular meshwork cells, we concentrated on the maxi-K$^+$-channel (K$_{Ca}$) which is an important regulator of the balance between depolarization and hyperpolarization and thus contraction and relaxation in smooth muscle cells (Nelson and Quayle, 1995). The maxi-K$^+$ channel exhibited voltage-dependent activation and inactivation and could be blocked by extracellular charybdotoxin and intracellular Ba^{2+}. Increase of intracellular Ca^{2+}, ATP and cGMP activated the channel (Stumpff et al., 1997). These are typical characteristics of the maxi-K$^+$ channel observed in almost every type of smooth muscle cells (Nelson and Quayle, 1995). It is important that elevation of intracellular Ca^{2+} in the physiological range and depolarization increase the open probability of this channel. This channel is an important target for vasoactive substances such as nitrovasodilators which modify trabecular meshwork contractility and consequently modulate aqueous humor outflow (Wiederholt et al., 1994).

Figure 5.2: Application of different patch-clamp techniques in cultured trabecular meshwork cells. In whole cell recordings the different currents induced by voltage changes are typical for a K$^+$ channel with characteristics of a delayed rectifier (upper panel). In single channel recordings the conductance of channels independent of the intracellular compartment can be measured directly. In the recording an inward rectifying cation channel (conductance approximately 9 pS) is shown. The channel is

Patch-Clamp Techniques

• Whole cell patch

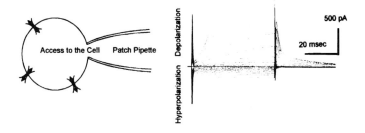

• Single channel recording

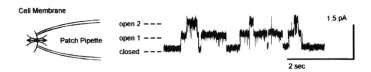

in a closed or an open (open 1) configuration. During this random "gating" ions are permeating the channel. In addition to this channel a second channel (open 2) can be observed on top of the opening of channel 1.

Direct measurement of contractile properties of trabecular meshwork strips

As shown schematically in Fig. 5.3, we developed a forth-length transducer to obtain isometric recordings of very small trabecular meshwork strips (Lepple-Wienhues et al., 1991a). These measurements were compared with recordings of ciliary muscle strips. For the first time, a direct effect of pilocarpine on contractility of trabecular meshwork could be shown (Fig. 5.3). The relative potency of the cholinergic (muscarinergic) agonists were carbachol >> aceclidine > pilocarpine > acetylcholine. As compared with pilocarpine (100 %), carbachol evoked a maximal response of 165 % in the tra-

becular meshwork. By using selective muscarinic antagonists, our data suggest the presence of functional muscarinic receptors mainly of the M$_3$ subtype in trabecular meshwork cells (Wiederholt et al., 1996). Besides muscarinic receptors, α- and β-adrenergic and endothelin receptors could be described. Cholinergic and α-adrenergic (mainly α$_2$) agonists produced contraction while β-agonists produced relaxation. Furthermore, Ca^{2+}-channel blockers, substances which interfere with the cGMP/NO system, various prostaglandin agonists and antagonists, cyclo-oxygenase inhibitors, and diuretics were tested on contractility (for review, Wiederholt and Stumpff, 1997). Fig. 5.4 summarizes manœuvres or drugs which induced contraction or relaxation

Direct Measurement of Contractility

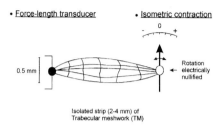

- Force-length transducer
- Isometric contraction

Isolated strip (2-4 mm) of
Trabecular meshwork (TM)

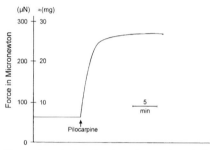

Figure 5.3: Isolated trabecular meshwork (and for comparison ciliary muscle) strips were mounted in a perfusion chamber and connected to a force-length transducer (Lepple-Wienhues et al., 1991). Contraction or relaxation of the strip resulted in a small rotation of a lever-coil system in a magnetic field. This rotation was measured by a photodiode and nullified by a counteracting coil-current, which was calibrated in micronewton (μN). Thus, isometric contraction can be measured directly (upper panel). For comparison, the force is also given in mg. Administration of muscarinic agonists such as pilocarpine (lower panel) induced a sustained and reversible contraction of trabecular meshwork strips.

CONTRACTILE PROPERTIES
TRABECULAR MESHWORK

CONTRACTION

- High K^+
- Muscarinic agonists
- α-Adrenergic agonists
- Endothelin
- PG (TP) agonist
- Indomethacin

RELAXATION

- Low Ca^{2+}
- Ca^{2+} channel blocker
- β-Adrenergic agonists
- cGMP/NO
- PG (EP_2) agonist
- Ethacrynic acid
- Blocker of nonselective cation channels

Figure 5.4: Summary of manœuvres and substances which are able to contract or relax isolated trabecular meshwork strips (for review, see Wiederholt and Stumpff, 1997).

CONTRACTILE PROPERTIES
TRABECULAR MESHWORK vs. CILIARY MUSCLE

SIMILARITIES

Muscarinic receptors ($M_3 << M_1$)	• Ethacrynic acid
	• Ca^{2+}-channel blocker
β-Adrenergic agonists	• Nonselective cation
PG's (EP_2)	channels

DIFFERENCES

Maximal Force (CM >TM)	• Ca^{2+}-dependences of
K^+-induced contraction (CM >TM)	contraction by carbachol/ endothelin (CM >TM)
α_2-adrenergic agonists (TM)	• cGMP/NO system (TM >CM)
Endothelin (TM >CM)	• PG's (TP receptors in TM)

Figure 5.5: Comparison of the contractile properties of isolated trabecular meshwork and ciliary muscle strips (for review, see Wiederholt and Stumpff, 1997).

---

in isolated human and bovine trabecular meshwork cells.

Fig. 5.5 summarizes a comparison of our contractility measurements of isolated trabecular meshwork and ciliary muscle strips. Concerning electro- and pharmaceutical coupling, there are im-

portant similarities and differences of the various substances on the contractility of both tissues. The functional significance of these differences and similarities has been discussed in detail (for review, Wiederholt and Stumpff, 1997).

Figure 5.6: Schematic diagramme showing the perfusion system of isolated anterior segments of bovine eyes. Anterior segments with detached iris, ciliary body, and ciliary muscle were perfused at constant pressure. At a pressure of 8.8 mmHg, a constant outflow through the trabecular meshwork of approximately 6–8 µl/min could be obtained for at least 3 hr. The calculated outflow resistance was in the range of 1.1–1.4 mmHgmin/µl.

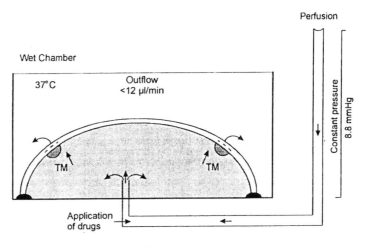

Perfusion of Isolated Anterior Segment

Morphological examination of perfused anterior segments revealed an intact fine structure of the meshwork cells. No "washout effect" could be observed when the outflow was <12 µl/min (Wiederholt et al., 1995).

Aqueous humor outflow in perfused anterior segments with intact trabecular meshwork and without ciliary muscle

Although the contractility of trabecular meshwork cells can be modulated by an impressive number of substances, the effect of trabecular meshwork contractility per se on outflow facility cannot be predicted. In most species, the ciliary muscle extends into the trabecular meshwork, making a dissociation of the effect of ciliary muscle cells and trabecular meshwork cells on outflow regulation impossible. In the bovine eye, the ciliary muscle can easily be detached from the trabecular meshwork and does not extend into the outflow pathway (Flügel et al., 1991; Wiederholt et al., 1995). In perfused anterior segments of the bovine eye with morphological in-

tact trabecular meshwork and reversible responsiveness to changes in perfusion pressure, we tested several drugs (Wiederholt et al., 1995). The relative outflow was significantly reduced by carbachol, reaching a maximal inhibition of 37 %. This effect could be blocked by atropine. The half-maximal effective concentration for carbachol was 3×10^{-8} mol/l which is in the same range as the value reported for the effect of carbachol on contractility (Wiederholt et al., 1996). Pilocarpine reduced outflow by 15 %. Epinephrine at a concentration of 10^{-5} mol/l reduced outflow, while at a lower concentration (10^{-6} mol/l) it slightly increased outflow. This increase in outflow was fully blocked by the β-antagonist metipranolol. Thus, the relative activity of α- and β-adrenergic stimulation determines whether epinephrine increases or decreases outflow

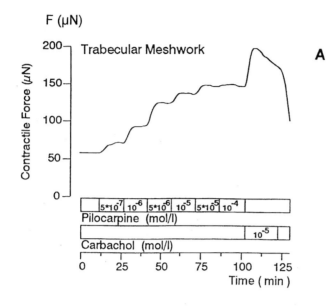

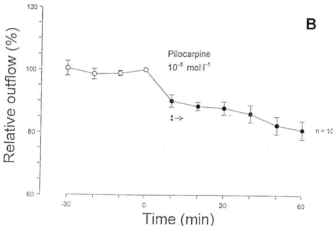

Figure 5.7: (A) Original recording of isometric contraction induced by pilocarpine or carbachol. Thehalf-maximal effective concentration was 2×10^{-7} mol/l for carbachol and 2×10^{-6} mol/l for pilocarpine (Wiederholt et al., 1996). In perfused anterior segments (B) pilocarpine reduced outflow already after 10 min (P > 0.01) by approximately 15 % (Wiederholt et al., 1995).

resistance. Endothelin-1 inhibited relative outflow dose-dependently. In summary, substances which contract isolated trabecular meshwork strips like carbachol, pilocarpine (Fig. 5.7), endothelin, and high dose of epinephrine induced a reduction of outflow rate. On the other hand, substances which relax isolated meshwork strips like epinephrine in a low dose, ethacrynic acid (Fig. 5.8), and cytocholasin D increase outflow rate

(Wiederholt et al., 1995; Wiederholt et al., 1997).

Functional antagonism between contractility of trabecular meshwork and ciliary muscle

As shown above, at least in the bovine eye, the trabecular meshwork per se is directly involved in the regulation of

Figure 5.8: (A) The diuretic ethacrynic acid dose-dependently relaxed TM strips pre-contracted by carbachol or endothelin (Wiederholt et al., 1997). As can be shown in B, substances like ethacrynic acid which relaxed isolated TM strips induced an increase of the relative outflow through the meshwork (*, P < 0.05).

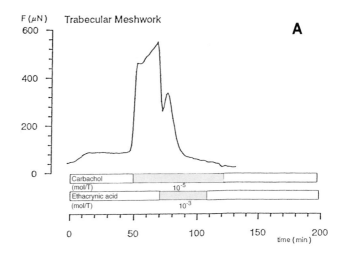

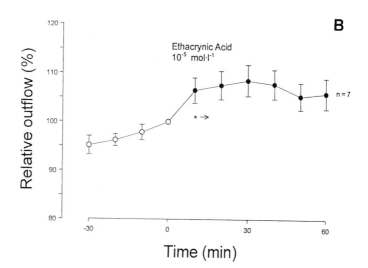

aqueous humor outflow. However, in the intact eye, the balance between contractility of ciliary muscle and trabecular meshwork may determine the total outflow of aqueous humor. From our observation concerning the effect of various substances and drugs on contractility of isolated trabecular meshwork strips and aqueous humor outflow, we have to postulate a functional antagonism between contractility of trabecular meshwork and ciliary muscle tissue. This hypothesis is examplified for the effect of pilocarpine (Fig. 5.9). From a morphological and functional point of view it has been well established that pilocarpine increases aqueous humor outflow by an effect of the drug on the contraction of the ciliary muscle which then widens the functional spaces in the outflow pathway (Rohen, 1964; Rohen and Lütjen-Drecoll, 1982; Kaufman, 1984). This well established model has to be modified. We presented evidence that pilocarpine contracts both

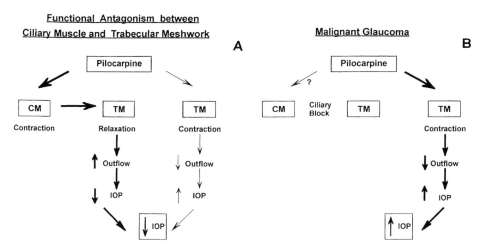

Figure 5.9: A functional antagonism between contractility of ciliary muscle (CM) and trabecular meshwork (TM) on regulation of aqueous humor outflow is postulated. Pilocarpine contracts the ciliary muscle. This contraction spreads the trabecular lamellae, increases the filtration area and thus increases aqueous humor outflow and reduces intraocular pressure (IOP). However, at the same time pilocarpine has a direct effect on contraction of trabecular meshwork cells. This contraction is independent of the effect of pilocarpine on ciliary muscle and leads to a decrease of outflow and thus an increase of intraocular pressure. The overall effect of pilocarpine on aqueous humor outflow and intraocular pressure depends on the balance between the contractile forces of ciliary muscle and trabecular meshwork (A). In malignant glaucoma (B) a ciliary block prevents an effect of pilocarpine on contractility of the ciliary muscle. Thus, pilocarpine contracts the trabecular meshwork and leads to a malignant increase of intraocular pressure.

trabecular meshwork and ciliary muscle. The increase of overall outflow in the intact eye and thus decrease of intraocular pressure induced by pilocarpine is due to a more pronounced direct effect of pilocarpine on the ciliary muscle as compared to the effect on trabecular meshwork. Although this functional antagonism between trabecular meshwork and ciliary muscle is at first surprising, most regulatory processes in biology are negative-feedback mechanisms. As shown in Fig. 5.5, most substances tested for contractility of trabecular meshwork and ciliary muscle strips effect both tissues (although in a different qualitative and quantitative manner). The overall effect of various drugs on outflow is thus de-

termined by the balance between the effects of drugs on the contractility of ciliary muscle and trabecular meshwork.

The concept of antagonism between ciliary muscle and trabecular meshwork has to be considered in the interpretation of the mechanism of action of currently used antiglaucoma drugs and in the search for new effective drugs. In most conditions, contractility of ciliary muscle probably dominates the overall effect on outflow in the human eye. The concept of functional antagonism between trabecular meshwork and ciliary muscle may explain the dilatarious effect of pilocarpine in malignant glaucoma (Rieser and Schwartz, 1972). Because of a ciliary block pilocarpine can only contract the trabecular meshwork and thus leads to a further increase of intra-ocular pressure (Fig. 5.9).

In this concept of agonism/antagonism between ciliary muscle and trabecular meshwork, the recent findings of Tamm et al. (Tamm et al., 1992; Tamm et al., 1995) have to be considered. The authors describe contractile cells in the human scleral spur which are probably function-ally independent of the contractile ele-ments of the ciliary muscle and the tra-becular meshworks. Thus, at least in the human eye, three different contractile el-ements may modify aqueous humor out-flow through the trabecular meshwork.

Summary

A new concept for the regulation of aqueous humor outflow has been presented indicating that trabecular meshwork (TM) per se is a contractile element contributing to the effect of ciliary muscle (CM) traction on TM. The main arguments for this new hypothesis are reviewed: (1) Contractile smooth-muscle spe-cific α-actin filaments have been demon-strated in human and bovine TM tissue and human and bovine cultured TM cells. (2) Cul-tured human and bovine TM cells showed spontaneous or induced membrane voltage spikes typical of smooth muscle cells. (3) For the first time direct measurements of contrac-tility of isolated TM strips have been per-formed and indicate the presence of func-tional muscarinic, α- and β-adrenergic and endothelin receptors. (4) In isolated perfused anterior segments of bovine eyes with intact TM and total absence of CM, aqueous humor outflow facility and resistance have been de-termined. Substances which contracted iso-lated TM strips a decrease in the outflow rate of the perfused anterior segments while re-laxing substances induced an increase in the outflow rate. (5) The concept of a functional antagonism between TM and CM has to be considered.

Acknowledgement

This paper has been supported by the Deut-sche Forschungsgemeinschaft, grant DFG Wi 328/18 and Wi 328/19.

References

Coroneo, M. T., Korbmacher, C., Stiemer, B., Flügel, C., Lütjen-Drecoll, E., and Wieder-holt, M. (1991). Electrical and morphologi-cal evidence for heterogenous populations of cultured bovine trabecular meshwork cells. Exp. Eye Res. 52, 375–388.

De Kater, A., Spurr-Michauad, S., Gipson, I. (1990). Localization of smooth muscle my-osin-containing cells in the aqueous out-flow pathway. Invest. Ophthalmol. Vis. Sci. 31, 347–353.

Flügel, C., Tamm, E., and Lütjen-Drecoll, E. (1991). Different cell populations in bovine trabecular meshwork: an ultrastructural and immunohistochemical study. Exp. Eye Res. 52, 681–690.

Kaufman, P. (1984). Aqueous humor outflow. Curr. Top. Eye Res. 4, 97–138.

Lepple-Wienhues, A., Stahl, F., and Wieder-holt, M. (1991). Differential smooth muscle-like contractile properties of trabecular meshwork and ciliary muscle. Exp. Eye Res. 53, 33–38.

Lepple-Wienhues, A., Rauch, R., Clark, A. F., Grässmann, A., Berweck, S., and Wieder-holt, M. (1994). Electrophysiological prop-erties of cultured human trabecular mesh-work cells. Exp. Eye Res. 59, 305–311.

Nelson, M. T., and Quayle, J. M. (1995). Physiological roles and properties of po-tassium channels in arterial smooth muscle. Am. J. Physiol. 268, C799–C822.

Rieser, J. C., and Schwartz, B. (1972). Miotic-induced malignant glaucoma. Arch. Oph-thal. 87, 706–712.

Rohen, J. (1964). Das Auge und seine Hilfsor-gane. In "Handbuch der mikroskopischen Anatomie des Menschen", Bd. III/2 "Haut und Sinnesorgane" (W. v. Möllendorff and W. Bargmann, Eds.), pp. 189–328. Sprin-ger Verlag, Berlin.

Rohen, J., and *Lütjen-Drecoll, E.* (1982). Biology of the trabecular meshwork. In "Basic aspects of glaucoma research" (E. Lütjen-Drecoll, Ed.), pp. 141–166. Schattauer Verlag, Stuttgart.

Rohen, J., Futa, R., and *Lütjen-Drecoll, E.* (1981). The fine structure of the cribriform meshwork in normal and glaucomatous eyes. Invest. Ophthalmol. Vis. Sci. 21, 574–585.

Somlyo, A. V., and *Somlyo, A. P.* (1968). Electromechanical and pharmacomechanical coupling in vascular smooth muscle. J. Pharmacol. Exp. Therap. 159, 129–145.

Stumpff, F., O. Strauß, M. Boxberger, M. Wiederholt (1997). Characterization of maxi-K-channels in trabecular meshwork and their regulation by cGMP. Invest. Ophthalmol. Vis. Sci. 38.

Tamm, E., Flügel, C., Stefani, F. H., and *Rohen, J. W.* (1992). Contractile cells in the human scleral spur. Exp. Eye Res. 54, 531–543.

Tamm, E. R., Koch, T. A., Mayer, B., Stefani, F. H., and *Lütjen-Drecoll, E.* (1995). Innervation of myofibroblast-like scleral spur cells in human and monkey eyes. Invest. Ophthalmol. Vis. Sci. 36, 1633–1644.

Wiederholt, M., Sturm, A., Lepple-Wienhues, A. (1994). Relaxation of trabecular meshwork and ciliary muscle by release of nitric oxide. Invest. Ophthalmol. Vis. Sci. 35, 2515–2520.

Wiederholt, M., Bielka, S., Schweig, F., Lütjen-Drecoll, E., and *Lepple-Wienhues, A.* (1995). Regulation of outflow rate and resistance in the perfused anterior segment of the bovine eye. Exp. Eye Res. 61, 223–234.

Wiederholt, M., Schäfer, R., Wagner, U., and *Lepple-Wienhues, A.* (1996). Contractile response of the isolated trabecular meshwork and ciliary muscle to cholinergic and adrenergic agents. German J. Ophthalmol. 5, 146–153.

Wiederholt, M., Dörschner, N., and *Groth, J.* (1997). Effect of diuretics, channel modulators, and signal interceptors on contractility of the trabecular meshwork. Ophthalmologica 211, 153–161.

Wiederholt, M., and *Stumpff, F.* (1997). The trabecular meshwork and aqueous umor reabsorption. In: Current Topics in Membranes, Vol. 45 "The eye's aqueous humor: From Secretion to glaucoma", (M. M. Civan, Ed.). Academic Press, San Diego.

6. Progress in the Development of New Facility-Increasing Drugs

Thom Mittag, R. F. Wang, P. Y. Lee, J. B. Serle, S. M. Podos, B. Becker

In the present decade we are witnessing an extraordinary rapid advance in the pharmacological treatment of ocular hypertension associated with glaucoma. This includes the introduction of new classes of drugs for topical therapy such as topically active carbonic anhydrase inhibitors, α_2-adrenergic agonists for chronic use, and drugs such as latanoprost acting by an entirely different mechanism, e.g., increasing uveoscleral outflow.

Although the trabecular meshwork (TM) is a primary site of pathology in open-angle glaucoma, drugs that improve outflow facility, such as pilocarpine and epinephrine are increasingly being replaced by agents acting by other mechanisms. However, there has been some recent progress in finding ways to increase the hydraulic conductivity of the primate TM, as indicated in Table 6.1. Many of the agents listed in the table interfere with the cytoskeleton/contractile elements in TM cells causing them to relax and change their shape, but none of them appear to act by a receptor-mediated response. It is our belief that drugs with effects mediated by receptors coupled to the cytoskeletal/contractile elements in TM cells offer the best chance for therapeutic agents that have high specificity and selectivity to modulate trabecular function. Towards this end we have evaluated an α-adrenergic antagonist (5-methylurapidil, 5-MU) and a prostaglandin analog (8-iso-prostaglandin E_2, 8-iPGE$_2$) for their effect on intraocular pressure (IOP) and on outflow facility in the cynomolgus monkey eye.

Methods

Groups of normal monkeys and monkeys with unilateral laser-induced glaucoma (n = 6 – 8) were treated topically in one eye with 2 × 25 µl doses of 5-MU (1 % or 2 %) or with a 25 µl dose of 0.05 % or

Table 6.1: Agents that increase outflow facility in the primate eye – recent findings.

Agent	Cellular Mechanism	Investigator
Ethacrynic acid	Disrupts cytoskeleton by SH reaction (?)	Epstein, 1995
Latrunculin-A	Actin blocker and depolymerizer	Kaufman, 1997
H7	Myosin light chain kinase (MLCK) inhibitor	Tian, 1996
Ticrynafen	?	Epstein, 1997
Bumetanide	Blocks Na^+, K^+-2 Cl^- co-transporter	Erickson, 1996

0.1 % 8-iPGE$_2$. For all experiments the monkeys were anesthetized with intramuscular ketamine hydrochloride (1–5 mg/kg), and one drop of 0.5 % proparacaine hydrochloride was topically administered to the eye 5 minutes before measurements. Glaucoma had been previously induced by repeated argon laser photocoagulation (65–120 spots; power 1.1–1.5 W; size, 50 µm; duration, 0.5 sec) or diode photocoagulation (50–120 spots; power, 1.2 W; size, 75 µm; duration, 0.5 sec) of the midtrabecular meshwork for 360°.

On each day of the study IOP was measured with a calibrated pneumatonometer (Mentor, Norwell, MA) at 0 hr (immediately prior to drug administration), at 0.5 hour and then hourly until 6 hours after administration. Pupil diameter (PD) was measured with a millimeter ruler under normal room light at the same time and same intervals as IOP measurements in normal monkeys. Slit-lamp examinations were performed in a dark room before treatment and 1, 3 and 5 hours post-treatment to check for corneal changes and aqueous humor flare or cells.

5-Methylurapidil (Research Biochemicals, Inc., MA) was freshly prepared as a 1 % or 2 % (w/v) solution by dissolving in 0.1 M HCl followed by adjusting the pH to 7.0 with NaOH. 8-isoPGE$_2$ (Cayman Chemical Co., MI) was freshly prepared at 0.05 % or 0.1 % in water with 1 equivalent of Tris buffer, i.e, as the Tris salt. Single-dose testing was performed with 1 % and 2 % 5-MU concentrations and 0.1 % 8-isoPGE$_2$ in eyes of both normal and glaucomatous monkeys. The 0.05 % dose of 8-iPGE$_2$ was also tested in glaucomatous monkeys. In normal monkeys, drug doses were randomly applied topically to one eye and an equal volume of vehicle was applied to the contralateral (no-drug) eye. The 0 hour (pre-drug) measurement was taken as the baseline value against which drug-treated eye and contralateral eye IOP or PD measurements were compared. In single-dose studies on glaucomatous monkeys, vehicle (normal saline) was topically applied to the glaucomatous-eye at 9:30 a.m. on the first day and the test agent to the glaucomatous eye at 9:30 a.m. on the second day. Individual diurnal IOP curves on the vehicle-treated day, considered as the baseline, were compared with drug-treated diurnal IOP curves. Multiple-dose studies were carried out in monkeys with unilateral glaucoma following one baseline (untreated) and one vehicle-treated day (applied twice daily). Drug (2 % 5-MU or 0.1 % 8-iPGE$_2$) was topically applied to the glaucomatous eye twice daily (at 9:30 a.m. and 3:30 p.m.) for 5 consecutive days. Diurnal IOP measurements were performed daily. For statistical analysis, IOP on each of the five drug-treatment days was compared to that on the vehicle-treated days.

The 2 % dose of 5-MU and the 0.1 % dose of the 8-iPGE2 was used to evaluate the mechanism by which the drug reduced IOP in normal monkeys. Outflow facility was measured using an electronic indentation tonograph (Alcon EDT-103) prior to drug administration and repeated 1 hour after unilateral application of drug. Animals were anesthetized as described above and placed in the supine position for outflow facility measurements. Aqueous humor flow measurements were performed using a scanning computerized fluorophotometer and software analysis package (Coherent Fluorotron, Coherent, Palo Alto, CA). For this procedure the animals were anesthetized as described above and seated in specially designed chairs. Fluorescein was iontophoresed into the central corneas of both eyes (with an electrode of 10 % fluorescein in 2 % agar gel) for 7 minutes at 4:00 p.m. on the day prior to aqueous humour flow measurements. Baseline aqueous humor flow rates were taken at 1 hour intervals for 4 hours beginning at 9:30 a.m. next day. Flow measurements were repeated the following day, as done on the baseline day, beginning 1 hour after drug application. The washout period between each test on the same animal was at least one week.

The care and use of animals conformed to the Declaration of Helsinki and The Guiding Principles in the Care and Use of Animals (DHEW Publication, NIH 86-23).

The two-tailed paired Student's t-test was used for statistical analyses of data obtained before and after single-dose treatments and the Bonferroni t-test was used for the analysis of the multiple-dose studies. All experimental studies complied with the ARVO Resolution on the Use of Animals in Research and were approved by the Mount Sinai School of Medicine Institutional Animal Care and Utilization Committee.

Results

5-MU

The unilateral topical application of 5-MU to 8 normal monkey eyes significantly ($p < 0.05$) reduced IOP bilaterally for 2 hours (1 % dose) and for 4 hours (2 % dose) after drug administration, as compared with baseline pre-drug values (Fig. 6.1). The maximum reduction in IOP occurred 1 hour after drug administration, and was 2.8 ± 0.7 mmHg (1 %) and 4.4 ± 0.5 mmHg (2 %) in drug-trea-

ted eyes, and 2.3 ± 0.8 mmHg (1 %) and 3.0 ± 0.7 mmHg (2 %) in contralateral saline-treated eyes (mean $\pm$ SEM). Both 1 % and 2 % doses significantly ($p < 0.05$) reduced pupil size for 6 hours in drug-treated eyes, and for 2 hours (1 %) and for 3 hours (2 %) in contralateral eyes (Fig. 6.2). One of the 8 eyes treated with the 1 % dose developed mild corneal edema and corenal punctate erosion; 2 of the 8 eyes treated with the 2 % dose developed mild corneal edema and conjunctival mucous discharge.

In 8 monkeys with unilateral glaucoma, single-dose administration of 5-MU significantly ($p < 0.05$) reduced IOP for 1

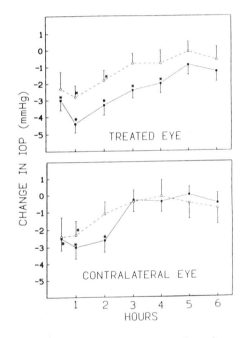

Figure 6.1: Effects of a single dose of 1 % (open circles) or 2 % (closed circles) 5-MU on intraocular pressure (IOP) in 8 normal monkeys. Points represent mean IOP change $\pm$ standard error (SEM) in mmHg from baseline values. Asterisks indicate statistically significant reduction in IOP compared with baseline values (two-tailed paired t-test, $p < 0.05$).

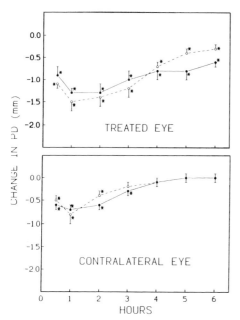

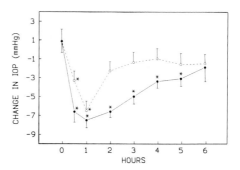

Figure 6.3: Effects of a single dose of 1 % (open circles) or 2 % (closed circles) 5-MU on IOP in 8 unilaterally glaucomatous monkeys. Points represent mean change ± SEM in mmHg of IOP from baseline values. Asterisks indicate statistically significant reduction in IOP compared with the baseline day values (two-tailed paired t-test, p < 0.05).

Figure 6.2: Effects of a single dose of 1 % (open circles) or 2 % (closed circles) 5-MU on pupil diameter (PD) in 8 normal monkeys. Points represent mean PD change ± SEM from baseline values. Asterisks indicate statistically significant reduction in PD compared with baseline values (two-tailed paired t-test, p < 0.05).

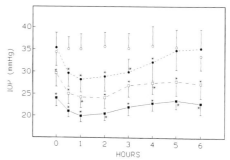

Figure 6.4: Effect on IOP in the glaucomatous eyes of 2 % 5-MU administered twice-daily to the eyes with glaucoma for 5 days in 7 unilaterally glaucomatous monkeys. Points represent means of IOP on vehicle-treated day (open circles), day 1 (closed circles), day 3 (open squares), and day 5 (closed squares) of treatment. Bars indicate ± SEM and asterisks indicate statistically significant reduction in IOP compared with vehicle-treated values (two-tailed Bonferroni t-test, p < 0.05).

hour and 5 hours following 1 % and 2 % concentrations, respectively. The maximum reduction in IOP was 6.5 ± 1.0 mmHg (1 %) and 7.5 ± 0.8 mmHg (2 %) at 1 hour after drug administration (Fig. 6.3). Mucous discharge of the conjunctiva was observed in 1 of the 8 eyes treated with the 2 % dose. The corneas of all animals remained clear.

The ocular hypotensive effect was observed to increase with successive dosing in a 5-day study of twice-daily administration of 2 % 5-MU on glaucomatos monkeys (Figs. 6.4 and 6.5). The reduction in IOP became more pronounced at each interval from day 1 to day 5. The maximum reduction in IOP (the differences in IOP between drug-treated and ve-

hicle-treated values in mmHg) at 1 hour after application was 6.9 ± 1.3 on day 1 and 15.1 ± 2.9 on day 5 in the drug-treated glaucomatous eyes, and the re-

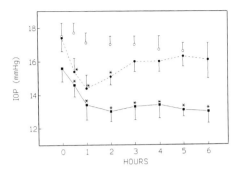

Figure 6.5: Effects on IOP in contralateral non-glaucomatous eyes of twice-dialy 2 % 5-MU administered for 5 successive days to the eyes with glaucoma in 7 unilateral glaucomatous monkeys. Points represent mean IOP on vehicle-treated days (open circles), day 1 (closed circles), and day 5 (closed squares) of treatment. Bars indicate ± SEM and asterisks indicate statistically significant reduction in IOP compared with vehicle-treated values (two-tailed Bonferroni t-test, p < 0.05).

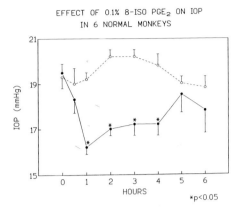

Figure 6.6: Effect of a single dose of 0.1 % 8-iPGE$_2$ on the IOP in 6 normal monkeys. Points represent means of IOP of drug-treated eyes (closed circles) and of contralateral vehicle-treated eyes (open circles). Bars indicate ± SEM and asterisks indicate significant reduction in IOP in the drug-treated eyes compared to contralateral eyes (p < 0.05).

duction in the contralateral untreated normal eyes was 2.7 ± 0.4 (day 1) and 3.7 ± 0.5 (day 5) (p < 0.05). Significant differences in IOP were not observed when comparing the baseline and vehicle-treated days. Mild corneal edema was observed in one of seven drug-treated eyes on day 4, but was not noted in any of the eyes on the day 5 examination. Mucous discharge was observed throughout the experiment in two animals during the 5-day treatment. After instillation of the drug, these animals squeezed their lids shut for about 30 minutes.

At the peak of IOP change in normal monkeys, one hour after administration of 2 % 5-MU to one eye, outflow facility was significantly increased by ±51 % (p < 0.01) in the treated eyes, and by ±16 % (p < 0.1) in the contralateral fellow eyes compared with baseline values. IOP was significantly (p <0.05) reduced

at 1 hour in both eyes when measured tonographically. After application of 2 % 5-MU to the normal monkey eye, aqueous humor flow rates were increased by ±11 % (p < 0.01) over a period of 4 hours in the treated eyes, and by ±3 % (p < 0.1) in the contralateral fellow eyes compared with baseline values (Table 6.2).

8-iPGE$_2$

In 6 normal monkeys, 0.1 % 8-iPGE$_2$ reduced (p < 0.01) IOP for 4 hours in the treated eyes with a maximum difference of 3.2 ± 0.2 mmHg, as compared to the fellow contralateral control eyes (Fig. 6.6). The pupil size was smaller (p < 0.01) by up to 1.0 < 0.2 mm for 4 hours (Fig. 6.7).

In 8 glaucomatous monkey eyes, 8-iPGE$_2$ reduced IOP (p < 0.005) for up to 2 hours or 5 hours following a single dose

Table 6.2: Effects of 2 % 5-methylurapidil on aqueous humor dynamics in 8 normal monkeys[1].

	Intraocular Pressure (mmHg)	Outflow Facility (µl/min/mmHg)	Aqueous Humor Flow (µl/min)
Treated Eyes	13.0 ± 0.6*	0.68 ± 0.10*	2.08 ± 0.12*
Baseline	16.0 ± 0.7	0.45 ± 0.04	1.89 ± 0.13
Fellow Eyes	12.8 ± 0.6*	0.59 ± 0.06	2.01 ± 0.13
Baseline	14.9 ± 0.5	0.51 ± 0.06	1.94 ± 0.16

[1] Values are mean ± SEM. Intraocular pressure was measured with an electronic tonography apparatus.
* Significantly different as compared with baseline measurement (two-tailed paired t-test, $p < 0.05$).

of the 0.05 % or 1 % concentration, respectively. The maximum reduction in IOP was 4.6 ± 0.8 (mean ± SEM) mm Hg (0.05 %) and 6.0 ± 0.8 mmHg (0.1 %), as compared to baseline measurements (Figs. 6.8 and 6.9).

In a multiple-dose study 0.1 % 8-iPGE$_2$ was administered twice daily to the glaucomatous eye of unilateral glaucomatous monkeys for 5 consecutive days. Figure 6.10 shows the IOP response

for 6 hours after adminisitration of the a.m. dose of drug on day 1 (filled circles), and on day 5 (filled squares) compared to the response to vehicle (open circles).

The reduction of IOP became more pronounced from day 1 to day 5. The maximum reduction of IOP at 2 hr after the a.m. dose of 0.1 % 8-iPGE$_2$ was 5.0 mmHg on day 1 and 9.7 mmHg on day 5. On day 5 the IOP lowering re-

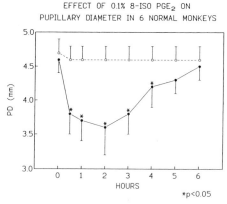

EFFECT OF 0.1% 8-ISO PGE$_2$ ON PUPILLARY DIAMETER IN 6 NORMAL MONKEYS

PD (mm)

HOURS

*p<0.05

Figure 6.7: Effect of a single dose of 0.1 % 8-iPGE$_2$ on pupil diameter (PD) in 6 normal monkeys. Points represent mean PD (mm) ± SEM (bars) of drug-treated (closed circles) and contralateral vehicle-treated eyes (open circles). Asterisks indicate a significant difference (p < 0.05) between drug-treated and vehicle-treated eyes.

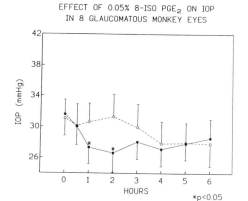

EFFECT OF 0.05% 8-ISO PGE$_2$ ON IOP IN 8 GLAUCOMATOUS MONKEY EYES

IOP (mmHg)

HOURS

*p<0.05

Figure 6.8: Effect of a single dose of 0.05 % 8-iPGE$_2$ on the IOP in 8 unilateral glaucomatous monkey eyes. Points represent mean IOP ± SEM (bars) determined on drug-treated eyes (closed circles) and on vehicle-treated eyes (open circles). Asterisks indicate statistically significant difference in IOP of drug-treated eyes compared wth baseline values of vehicle-treated eyes (two-tailed paired t-test, p < 0.05).

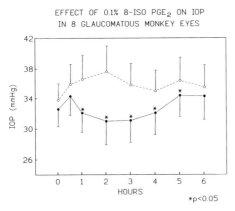

EFFECT OF 0.1% 8-ISO PGE₂ ON IOP
IN 8 GLAUCOMATOUS MONKEY EYES

*p<0.05

Figure 6.9: Effect of a single dose of 0.1 % 8-iPGE₂ on the IOP in 8 unilateral glaucomatous monkey eyes. Points represent mean IOP ± SEM (bars) determined on drug-treated eyes (closed circles) and on vehicle-treated eyes (open circles). Asterisks indicate statistically significant difference in IOP of drug-treated eyes compared with baseline values of vehicle-treated eyes (two-tailed paired t-test, p < 0.05).

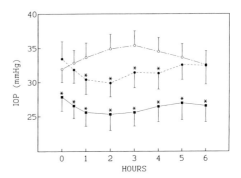

Figure 6.10: IOP response of glaucomatous monkey eyes (n = 6) to twice-daily administration of 0.1 % 8-iPGE₂ for 5 successive days. Points represent means of IOP measured on the vehicle-treated baseline day (open circles), on day 1 of drug-treatment (closed circles) and on day 5 of drug-treatment (closed squares). Bars indicate ± SEM and asterisks a statistically significant difference in IOP compared with the vehicle-treated baseline day IOP values (two-tailed Bonferroni t-test, p < 0.05).

sponse lasted beyond the 6 hr observation period (Fig. 6.10). To determine the mechanism of the IOP lowering effect of 8-iPGE₂ both outflow facility and aqueous humor flow were determined in normal monkeys. Compared with vehicle-treated contralateral control eyes, outflow facility was increased almost 50 % in the treated eyes at the 2 hour time point after a single dose of 0.1 % 8-iPGE₂ (Table 6.3). Over a period of 4 hours after 0.1 % 8-iPGE₂ administration, aqueous humor flow was unchanged (p > 0.10) compared with either baseline values or contralateral control eyes (Table 6.4). Mild eyelid edema and conjunctival edema appeared in 17 %, and hyperemia and discharge in 33 % of treated eyes with the 0.1 % concentration of 8-iPGE₂, but no aqueous flare or anterior chamber cellular response was apparent.

Comments

Some α_1-adrenergic antagonist drugs such as thymoxamine, prazosin, dapiprazole and corynanthine cause a reduction of intraocular pressure and/or miosis in animals and humans. However, there are large differences in miotic and IOP-lowering response among these various α_1-blocking drugs and the mechanism for ocular hypotension has not been defined for all of them. The response differences could be due to the number and/or activities of α_1-receptor subtypes at different sites in ocular tissues.

Three α_1-adrenergic receptor subtypes (α_{1A}, α_{1B}, α_{1C}) have now been cloned and pharmacologically characterized. Each subtype is a product of a separate gene and may have a unique drug specificity and tissue distribution. 5-MU is one of the currently available drugs

Table 6.3: Effect of 0.1 % 8-Iso PGE_2 on outflow facility in 6 normal monkeys.

	IOP (mean mmHg ± SEM)	Outflow Facility (mean µl/min/mmHg ± SEM)
8-Iso PGE_2		
Treated	13.0 ± 0.7*	0.83 ± 0.10*
Baseline	16.3 ± 1.1	0.58 ± 0.03
Vehicle		
Treated	15.7 ± 0.5	0.56 ± 0.06
Baseline	15.7 ± 0.6	0.51 ± 0.04

* Significantly different as compared with either baseline values or contralateral control eyes (two-tailed paired t-test, p < 0.05).

Table 6.4: Effect of 0.1 % 8-Iso PGE_2 on aqueous humor flow rates in 6 normal monkeys.

	Aqueous Humor Flow (mean ml/min ± SEM) Baseline	Treated
8-Iso PGE_2	1.69 ± 0.29	1.88 ± 0.21
Vehicle	2.01 ± 0.21	1.78 ± 0.22

which has substantially different affinities for the pharmacologically defined α_{1A} and α_{1B} subtypes. It is 75 fold selective for antagonism of the α_{1A} over the α_{1B} subtype. However, 5-MU is also an agonist at the 5-HT_{1A} receptor.

Since 5-MU is a dual-action drug, it is possible that its effect on aqueous humor dynamics results from a combination of antagonism at α_1-receptors (α_{1A}-subtype) and agonism at 5-HT receptors (5-HT_{1A} subtype).

This study on the effects of 5-MU on IOP and aqueous humor dynamics shows that 5-MU does reduce IOP bilaterally following unilateral administration in monkey eyes. The reduction in IOP appears to be a dose-dependent increase in trabecular outflow facility. The magnitude and the duration of IOP reduction is greater in the treated eyes than in contralateral fellow eyes, and greater in glaucomatous than in normal monkey eyes. The bilateral reduction in IOP may be caused by systemic transfer of drug, mediation through the central nervous system, or through a non-adrenergic mechanism. The drug probably produces miosis by inhibiting α_1-receptor-mediated contraction of the dilator muscle of the iris. The multiple-dose study in monkeys demonstrates an increase of the ocular hypotensive effect with repeated dosing both in the treated glaucomatous eye and in the contralateral normal eye. By day 5 the ocular hypotensive effects 5-MU are substantial.

We note that a few irritative effects occur following single-dose and multiple-dose applications in some monkeys. These include mucous discharge, mild corneal edema and corneal punctate epithelial erosions, but no anterior chamber inflammation. Improvement of the formulation may reduce these side effects.

A prostaglandin (PG) derivative belonging to the $F_{2\alpha}$ series of prostanoids, which acts primarily by the uveoscleral outflow mechanism, has recently been introduced for glaucoma therapy (latanoprost). The present study describes the ocular effect of a PG that is structurally different from latanoprost and that belongs to the iso-PGE_2 series of prostanoids (8-iPGE_2). The major structural differences are as follows: 1) the side chain substituents on the five-membered rings have the opposite geometric arrangement (trans for 8-iPGE_2, cis for latanoprost), 2) the five-membered ring has a keto function in 8-iPGE_2, whereas there is a hydroxyl group in the same position in latanoprost, 3) the alkanol side-chain attached to the ring (side-chain without the carboxyl group) is structurally different in each compound, with 8-iPGE_2 containing a double bond and latanoprost containing a terminal phenyl ring.

8-iPGE_2 reduces IOP in both normal and glaucomatous monkey eyes with the effect lasting through 4 hours in the single-dose study at 0.1 % concentration. The drug also causes a mild miosis in the treated eye and has no contralateral effects. At the time-point for maximum IOP effect (2 hours) the drug increases outflow facility by 48 % in normal monkey eyes and by 39 % in glaucomatous eyes (data not shown), with no significant effect on aqueous flow rate.

The multiple-dose study showed an increase in the ocular hypotensive effect with repeated twice-daily administration of 0.1 % 8-iPGE_2 to the glaucomatous eye.

Mild irritative effects were noted in about one third of eyes treated with 0.1 % 8-iPGE_2. These included edema of the eyelids and conjunctiva and mild hyperemia, but no inflammation in the anterior chamber was noted. Improved formulation will likely diminish these side effects.

Conclusion

This study shows that the IOP reduction in the normal and glaucomatous primate eye in response to 5-MU, an α_{1A}-adrenergic receptor antagonist and $5HT_{1A}$-serotonin receptor agonist, and to the prostaglandin analog 8-iPGE_2 can be fully accounted for by an increase in trabecular outflow facility. The mechanism of action of both agents may be their ability to relax the intrinsic tone of contractile elements in the TM and thereby reduce outflow resistance. These findings indicate new possibilities for receptor-mediated outflow enhancing drugs as alternatives to the current agents, pilocarpine and epinephrine, for therapy of glaucoma associated with ocular hypertension.

7. Aderhaut und Autoregulation*

Karl-Georg Schmidt

Einleitung

Die Aderhaut nimmt für die intakte Physiologie von retinalem Pigmentepithel, Retina und Sehnervenkopf eine Schlüsselstellung ein. Die äußeren Netzhautschichten bis hin zur Membrana limitans interna werden von der Aderhaut versorgt, während das System der A. centralis retinae nur die inneren Schichten der Netzhaut ernährt (31).

65–80 % des retinalen Sauerstoffbedarfes werden über die Aderhaut abgedeckt, nur zu 20–35 % über das retinale Gefäßsystem (4, 5); die Aderhaut stellt pro Minute etwa 120 nmol Glucose für die Retina zur Verfügung, die Retina nur 30 nmol (59). Der avaskuläre Teil der Retina, darunter die Foeva sowie der Sehnervenkopf werden nahezu ausschließlich durch die Aderhaut ernährt (2).

Der Blutfluß durch die Aderhaut gehört mit 800–1200 ml/100 mg Gewebe/min. zu den Höchsten im Körper (8, 18); die venöse Sauerstoffkonzentration nimmt im Vergleich zur arteriellen nur um 3–4 % (13, 15, 59) bei der Retina dagegen um 38 % (30) ab.

Nach Untersuchungen mit radioaktiv markierten Mikrosphären (1, 2) beträgt die gesamte okuläre Perfusion etwa 800 mg/min. Auf die Aderhaut entfallen 677 mg/min (85 %), auf die Iris 8 mg/min (1 %), auf den Ziliarkörper 81 mg/min (10 %) und auf die Netzhaut ca. 34 mg/min (4 %). Laser Doppler Flowmetrie Studien ergaben für den retinalen Blutfluß Werte zwischen $33 \pm 9{,}6$ µml min^{-1} (52) und 80 ± 13 µl min^{-1} (16).

Aus diesen Daten ergibt sich, daß die Volumenschwankungen bzw. die okuläre Perfusion im allgemeinen choroidalen Ursprungs ist. Die okuläre Pulsamplitude (OPA), ein relatives Maß für den pulsatilen Anteil der okulären Perfusion der mit einem Herzschlag in das Auge gelangt, ist als IOD-Veränderung über die Funktion der Zeit quantifizierbar und setzt sich aus den o. g. individuell variablen Komponenten zusammen, jedoch ist bei einem Anteil von ca. 4 % z. B. der retinalen Perfusion keine signifikante Beeinflussung der Gesamtperfusion zu erwarten.

Die funktionelle Bedeutung der hohen choroidalen Perfusion könnte sowohl in thermischer Stabilität als auch im Abtransport freier Radikale, die beim Sehvorgang in den Photorezeptorenaußensegmenten entstehen, liegen, um angrenzende Gewebe vor thermischen Schäden bzw. der zytotoxischen Wirkung freier Radikale zu schützen (8), eine Theorie, die im Anstieg der choroidalen Perfusion bei verstärkter Lichtexposition des hinteren Augenabschnittes Unterstützung findet (45).

* Förderung durch die DFG (Schm 870 1/2) und das National Eye Institute (EY 01867, EY 02619)

Die ausreichende Ernährung der Retina mit ihren für die Verarbeitung von visuellen Reizen und zur Aufrechterhaltung elektrischer Potentiale erforderlichen Ionengradienten (47) mit entsprechend hohem Sauerstoff- (22, 34, 60) und Glukosebedarf (14, 61) erfordert ebenfalls eine hohe choroidale Perfusion, wenn man bedenkt, daß Ver- und Entsorgung weitgehend über Diffusion durch das stark fenestrierte Gefäßendothel und die zahlreichen Poren der interzellulären Zellhaften der Choriocapillaris (38) erfolgen, somit die Konzentration von Nähr- und Schadstoffen konstant im Optimalbereich sein müssen, um eine ausreichende, über die Diffusionsstrecke exponentiell abnehmende Ver- bzw. Entsorgung zu gewährleisten (Fick'sche Diffusionsgesetze).

Die Proteinpermeabilität des fenstrierten Gefäßendothels (58) führt zu einem hohen onkotischen Druck (7), der seinerseits an der Drainage von Flüssigkeit aus der Netzhaut beteiligt sein könnte (38).

Die relative okuläre Ischämie spielt in der Pathophysiologie der Retina, des Nervus opticus und der Aderhaut eine bedeutende Rolle. Kapillarverschluß, Mikroaneurysmenbildung, Shunts, Neovaskularisationen sowie der Zusammenbruch der Blut-Retina- und Blut-Kammerwasser-Schranke stellen eine unspezifische Antwort auf Ischämie, Stase und Thrombose dar. Als Beispiel gilt die diabetische Retinopathie, bei der Mikroaneurysmen und Neovaskularisationen eine grundlegende fokale Hypoxie und einen eingeschränkten Blutfluß (19, 62), der durch Argonlaserkoagulation weiter reduziert wird (29), widerspiegeln.

Die Aderhaut reagiert extrem sensibel auf einen Anstieg des IOD. Während Retina und Ziliarkörperdurchblutung einen mäßigen IOD-Anstieg kompensieren, reduziert sich der choroidale Blutfluß linear (4 – 6, 10, 41, 42). Während retinale Gefäße (12, 51) und Papille (27, 57) über eine effiziente, bei Hypertonie, Arteriosklerose und Alter jedoch eingeschränkte Autoregulation (28) verfügen und ihr Lumen entsprechend der O_2-Sättigung im Blut (Hypoxie bzw. CO_2-Anstieg führen zu Vasodilatation) und dem Perfusionsdruck regulieren, wird die Autoregulation der Aderhaut kontrovers diskutiert.

Entsprechende Studien zeigen zum einen eine lineare Korrelation zwischen Perfusionsdruck und IOD (3 – 5, 21), und widersprechen somit der Autoregulation als Kontrollmechanismus der Aderhautperfusion.

Bill und Sperber (9) vermuten einen über sympathische Nerven gesteuerten Schutzmechanismus, der eine choroidale Überperfusion im Falle akuter Blutdruckanstiege verhindern soll, während Parver (44) Autoregulation über suprachiasmatische und Nucleus Edinger-Westphal-Kerne zur Aufrechterhaltung eines thermisch stabilen Milieus in der Retina postuliert, die, myogen mit einem Adaptionsmaximum bei 25 mmHg (32, 33) bzw. metabolisch über lokale hormonelle Derivate (12) evtl. von Gefäßendothel (20) und retinalem Pigmentepithel (36, 38, 40) sezerniert, die choroidale Perfusion kontrolliert.

Bei einem Anstieg des transmuralen Druckes werden die glatte Gefäßmuskulatur und die Perizyten über myogene und metabolische Mechanismen durch Freisetzung vasokonstriktiver Substanzen zur Antagonisierung eines unphysiologischen Dehnungsstresses für das Gefäß aktiviert, der metabolische Mechanismus reguliert den Vasotonus entsprechend der lokalen Stoffwechselsituation, die (bio)chemischen „messenger" sind pO_2, pCO_2, pH und Laktat (49).

Studien zur altersabhängigen Änderung des choroidalen Blutflusses sind nicht bekannt. Histologische Untersuchungen weisen auf eine Abnahme der Aderhautdicke im Alter hin (50), die morphologische Bedeutung ist unklar.

Ein Anstieg des IOD und damit ein Anstieg der die Aderhaut komprimierenden Kraft nach Koagulation des Trabekelwerkes sollte bei fehlender choroidaler Autoregulation zu einer Reduktion der Perfusion dieses Gefäßsystems führen.

Rauchen führt über eine Reduktion der Stickstoffoxid (NO)-abhängigen Komponente des basalen Vasotonus und eine eingeschränkte Endothel-abhängige Vasodilatation nach Hemmung von Endothelin-1 (35) zur Minderperfusion peripherer Organe. Dies kann zu ischämisch bedingten Hautnekrosen führen (17). Körperliche Belastung führt über einen Barorezeptorreflex zur Aktivierung der Skelett- und Herzmuskelperfusion (24).

Ziel dieser Studie war es, über einen intra (Glaukommodell)- und extraokulären (körperlicher Belastung, Rauchen) Ansatz lokale und systemische Perfusionparameter standardisiert zu verändern um deren Auswirkungen auf die choroidale Hämodynamik an RA-LHDG und gesunden Probanden zu untersuchen.

Material und Methoden

Bei den Rhesusaffen (RA) mit einseitig induziertem Offenwinkelglaukom mit statistisch erhöhtem IOD (LHDG) wurden über einen Zeitraum von 8–10 Wochen 2–3 Photokoagulationen (je 50–130 Herde, Herdgröße 50 μm, Energie 1000–1500 mW, Expositionszeit: 0,5 Sekunden) des Trabekelwerkes mit einem Argonlaser (Coherent Radiation, Modell 9900) und einem speziell für den Kammerwinkel der RA entwickelten Einspie-

gel-Gonioskop (Ocular Instruments, Bellevue, Washington, USA) durchgeführt bis sich einseitig an den behandelten Augen ein laser-induziertes Glaukom entwickelte (37).

Die RA wurden in für sie entwickelte Untersuchungsstühle gesetzt und gering sediert (Ketaminhydrochlorid 1–5 mg/kg, intramuskulär). Vor jeder Behandlung bzw. Messung wurden zusätzlich lokal Proparakainhydrochlorid AT gegeben.

OPA und IOD wurden zu 6 unterschiedlichen Zeitpunkten während der Entwicklung und zu 6 weiteren Zeitpunkten nach Stabilisierung des LHDG (12–20 Wochen nach der letzten Photokoagulation, IOD-Differenz > 15 mmHg) bei den RA gemessen.

Die Probanden benutzten für 10 bis 20 Minuten ein Tretfahrrad bis jeweils 80 % der maximalen alterspezifischen Herzfrequenz erreicht wurde. Zwei Wochen später wurden die u. g. Meßwerte vor und nach Rauchen einer Zigarette an denselben 24 Augen derselben 12 Versuchspersonen (5 männlich, 7 weiblich; Durchschnittsalter 38 Jahre, Spannweite 22–55 Jahre) sonst Nichtraucher in durchschnittlicher körperlicher Verfassung, ohne Allgemein- oder Augenerkrankungen, ohne lokale oder systemische Medikation, erhoben. Bei diesen Probanden lagen weder Gesichtsfeldausfälle noch pathologische Papillenveränderungen vor, der IOD lag < 21 mmHg.

Die Quantifizierung des okulären Pulses bei den RA gestaltete sich sowohl aus technischen Gründen als auch wegen der begrenzten Verfügbarkeit der Tiere schwieriger als die Messung am Menschen (43, 54–56). Die OPA der RA unterliegt – bedingt durch mangelnde Fixation, Umwelteinflüsse, eine kleinere Amplitude und fehlender Kalibrierung des Ocular Blood Flow (OBF)-Systems

(Fa. OBF Labs, Wiltshire, England) auf die im Verhältnis zum Menschen kleineren Augen – größeren Schwankungen als die OPA der Menschen. Diese Schwierigkeiten werden nur z. T. durch eine höhere HF (8 – 12 Pulse/5-Sekunden-Messung) kompensiert, so daß OPA (mmHg) und Pulsgipfelblutvolumen (PGBV, µl) im zeitlichen Verlauf nur unzureichend vergleichbar sind. Die Messungen sind aber zum gleichen Zeitpunkt bei demselben Tier innerhalb desselben Experimentes vergleichbar. Ein Wert für die OPA wurde aus der Messung drei separater Pulspaare innerhalb einer 5-Sekunden Messung gemittelt. Der mittlere IOD wurde mit einem Pneumotonographen (Modell 30 R, Digilab Inc., USA) bestimmt und die Amplitude des IOD zum Zeitpunkt von Systole und Diastole gemessen. Die Zunahme des PGBV, d. h. des Blutvolumens, das sich zum Zeitpunkt des Pulsgipfels in Relation zur Pulsbasis im Auge befindet, stellt die Kapazitätssteigerung für die pulsatile Komponente des intraokulären Gefäßsystems dar. Das PGBV wurde nach der am lebenden Affenauge entwickelten Druck/ Volumen Korrelation (46) d. h. unter Berücksichtigung von IOD-Veränderungen, quantifiziert.

Beim Menschen wurde der IOD zusätzlich zur Messung mit dem OBF-System applanatorisch nach Goldmann erfaßt, der Blutdruck wurde nach Riva/Rocci und der Puls digital gemessen.

Das OBF-System, bestehend aus einem hochsensitiven Pneumotonometer in Kombination mit einem Datenerfassungssystem, misst den IOD (mmHg) mit einer Geschwindigkeit von 200 Hz nichtinvasiv. Dies erlaubt die exakte Erfassung der OPA mit einem minimalen Eingriff in die Physiologie des Auges. Wir berichten ausschließlich über die im Sitzen gemessene OPA.

Diese Arbeit unterscheidet sich insofern von den meisten Perfusionsstudien, da auf die Berechnung des okulären Blutflusses verzichtet wurde. Nach unserer Meinung sind die Berechnungsgrundlagen und die Software nicht exakt dokumentiert, ferner fließen extraokuläre Variablen (z. B. Puls und Körperposition) in die Berechnung ein.

Vor Beginn der Tierversuche wurde die Zustimmung der Ethikkommission (bzw. des Institutional Review Board, IRB) eingeholt.

Die Probanden wurden vor ihrer freiwilligen Teilnahme über den Zweck der Studie und über mögliche Nebenwirkungen aufgeklärt.

Statistik

Die Daten werden deskriptiv als Mittelwerte $\pm$ Standardabweichung der Mittelwerte (SEM) dargestellt. Die teststatistische Auswertung erfolgte mit dem Student t-Test für paarige Stichproben. Die Messungen wurden an jeweils beiden Augen der Affen und Probanden durchgeführt. Das Signifikanzniveau lag bei 5 %.

Ergebnisse

OPA und IOD wurden zu 12 unterschiedlichen Zeitpunkten während der Entwicklung und nach Stabilisierung des LHDG bei den RA gemessen. Die Daten wurden daraufhin untersucht, ob im gelaserten Auge im Vergleich zum kontralateralen Kontrollauge eine okuläre Hypertension (IOD-Anstieg $<$ oder >5 mmHg) erzielt wurde. Das PGBV zeigte in den behandelten Augen sowohl in der Gruppe mit einer IOD-Differenz <5 mmHg (n = 12, Tab. 7.1) als auch in der Gruppe mit einer IOD-Differenz > 5 mmHg (n = 12, Tab. 7.2) – bei jeweils signifikanter (p < 0,05) IOD-Differenz – bezogen auf die Messungen an den kontralateralen Kontrollaugen keine signifikante (p > 0,05) Änderung des PGBV. Die unbehandelten Kontrollaugen in der Gruppe mit einem IOD-Anstieg von > 5 mmHg wiesen während der Entwicklung des LHDG einen signifikanten (p < 0,05) Anstieg des PGBV auf (Tab. 7.2),

Tabelle 7.1: Beziehung zwischen intraokulärem Druck (IOD) und Pulsgipfelblutvolumen (PGBV) bei Rhesusaffen mit einer IOD-Differenz von < mmHg (n = 12) bezogen auf das kontralaterale, unbehandelte Kontrollauge während der Entwicklung des einseitig laser-induzierten Glaukoms. Angegeben sind Mittelwerte ± Standardabweichungen der Mittelwerte (SEM). *: p < 0,05 (t-Test für paarige Stichproben).

Rhesusaffen mit einseitigem Glaukom
IOD / PGBV

	Unbehandelt	Laser
IOD-Differenz < 5 mmHg (n = 12)		
IOD (mmHg)	15,3 ± 0,2*	17,4 ± 0,4
PGBV (µl)	2,6 ± 0,15	2,3 ± 0,18

* p < 0,05

Tabelle 7.2: Beziehung zwischen intraokulärem Druck (IOD) und Pulsgipfelblutvolumen (PGBV) bei Rhesusaffen mit einer IOD-Differenz von > 5 mmHg (n = 12) bezogen auf das kontralaterale, unbehandelte Kontrollauge während der Entwicklung des einseitg laser-induzierten Glaukoms. Angegeben sind Mittelwerte ± Standardabweichungen der Mittelwerte (SEM). *: p < 0,05 (t-Test für paarige Stichproben).

Rhesusaffen mit einseitigem Glaukom
IOD / PGBV

	Unbehandelt	Laser
IOD-Differenz > 5 mmHg (n = 12)		
IOD (mmHg)	14,7 ± 0,3*	25,9 ± 1,7
PGBV (µl)	3,4 ± 0,21*	2,3 ± 0,12

* p < 0,05

der nach Stabilisierung des LHDG (IOD-Differenz > 15 mmHg) persistierte (Tab. 7.3).

Vor körperlicher Belastung und Rauchen ( ) wurden folgende Meßwerte erhoben: IOD: 15,8 ± 1,5 (16,1 ± 1,4) mmHg, RR syst.: 122,0 ± 8,4 (120,2 ± 9,1) mmHg, RR diast.: 72,4 ± 4,8 (74,1 ±5,1) mmHg, HF: 69,9 ± 6,2 (68,1 ± 6,8) min^{-1}, OPA: 2,4 ± 0,3 (2,3 ± 0,4) mmHg.

Die körperliche Belastung führte zu einem signifikanten (p < 0,05) Anstieg von HF (145,1 ± 4,0 min^{-1}, 208,0 %), RR syst. (146,9 ± 4,5 mmHg, 20,4 %) (Abb. 7.1), während der IOD (10,7 ± 2,0 mmHg, 32,3 %) (Abb. 7.2) und der RR diast. (60,1 ± 3,4 mmHg, 17,0 %) (Abb. 7.1) signifikant (p < 0.05) abnahmen. Der okuläre Perfusionsdruck – berechnet als Differenz zwischen IOD und mittlerem A. ophthalmica-Druck (0,7 × systolischer – diastolischer Brachialisdruck) – stieg um 265,0 %. Jedoch wurde die OPA durch Veränderungen dieser Parameter nicht signifikant (p > 0,1) beeinflußt (Abb. 7.3).

Rauchen führte zu einem signifikanten (p < 0,05) Anstieg des RR syst. (142,2 ±

Tabelle 7.3: Beziehung zwischen intraokulärem Druck (IOD) und Pulsgipfelblutvolumen (PGBV) bei Rhesusaffen mit einer IOD-Differenz > 15 mmHg (n = 12) bezogen auf das kontralaterale, unbehandelte Kontrollauge nach Stabilisierung des einseitig laser-induzierten Glaukoms. Angegeben sind Mittelwerte ± Standardabweichungen der Mittelwerte (SEM). *: p < 0,05 (t-Test für paarige Stichproben).

Rhesusaffen mit einseitigem Glaukom
IOD / PGBV

	Unbehandelt	Laser
IOD-Differenz > 15 mmHg (n = 12)		
IOD (mmHg)	14,0 ± 0,2*	32,9 ± 0,8
PGBV (µl)	3,7 ± 0,23*	2,4 ± 0,08

* p < 0,05

Blutdruck und Herzfrequenz
vor und nach körperlicher Belastung

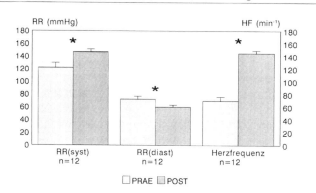

Abbildung 7.1: Systolischer (syst.), diastolischer (diast.) Blutdruck (RR) und Herzfrequenz (HF) bei gesunden Probanden (n = 12) vor (prae) und nach (post) körperlicher Belastung. Dargestellt sind Mittelwerte ± SEM. *: p < 0,05 (t-Test für paarige Stichproben).

IOD
vor und nach körperlicher Belastung

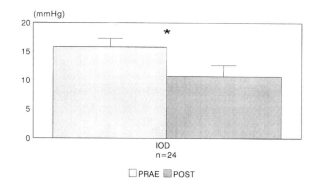

Abbildung 7.2: Intraokulärer Druck (IOD) bei gesunden Probanden (n = 12) vor (prae) und nach (post) körperlicher Belastung. Dargestellt sind Mittelwerte ± SEM. *: p < 0,05 (t-Test für paarige Stichproben).

OPA
vor und nach körperlicher Belastung

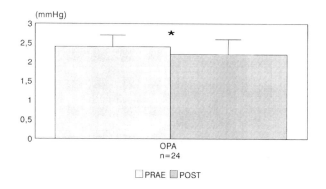

Abbildung 7.3: Okuläre Pulsamplitude (OPA) bei gesunden Probanden (n = 12) vor (prae) und nach (post) körperlicher Belastung. Dargestellt sind Mittelwerte ± SEM. *: p < 0,05 (t-Test für paarige Stichproben).

Blutdruck und Herzfrequenz
vor und nach Rauchen

Abbildung 7.4: Systolischer (syst.), diastolischer (diast.) Blutdruck (RR) und Herzfrequenz (HF) bei gesunden Probanden (n = 12) vor (prae) und nach (post) dem Rauchen. Dargestellt sind Mittelwerte ± SEM. *: p < 0,05 (t-Test für paarige Stichproben).

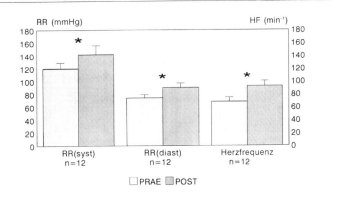

IOD
vor und nach Rauchen

Abbildung 7.5: Intraokulärer Druck (IOD) bei gesunden Probanden (n = 12) vor (prae) und nach (post) dem Rauchen. Dargestellt sind Mittelwerte ± SEM. *: p < 0,05 (t-Test für paarige Stichproben).

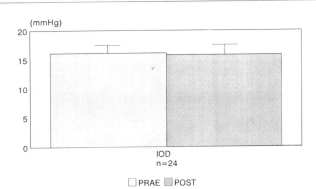

OPA
vor und nach Rauchen

Abbildung 7.6: Okuläre Pulsamplitude (OPA) bei gesunden Probanden (n = 12) vor (prae) und nach (post) dem Rauchen. Dargestellt sind Mittelwerte ± SEM. *: p < 0,05 (t-Test für paarige Stichproben).

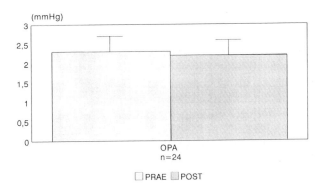

14,1; 18,3 %), des RR diast. (90,1 $\pm$ 6,7 mmHg; 21,6 %) und der HF (92,4 $\pm$ 8,2 min^{-1}; 35,7 %) (Abb. 7.4). Der mittlere A. ophthalmica-Druck stieg um 27,8 %, der IOD (15,8 $\pm$ 1,7 mmHg) war unverändert (Abb. 7.5). Die OPA wurde wiederum durch die Veränderungen dieser Parameter nicht signifikant (p $>$ 0,09) beeinflußt (Abb. 7.6).

Diskussion

Die Messung von IOD und PGBV während der Entwicklung des Glaukommodells bei den RA-LHDG-1 führte zu dem unerwarteten Ergebnis, daß das PGBV im gelaserten Auge trotz IOD-Anstieg nicht absinkt, während das kontralaterale Kontrollauge sogar einen Anstieg des PGBV (Tab. 7.2) aufwies, ein Befund, der auch am voll entwickelten Glaukommodell bei einer IOD-Differenz $>$ 15 mmHg persistierte (Tab. 7.3). Dieses Ergebnis erscheint zunächst unverständlich, erschließt sich aber, wenn man aufgrund des IOD-Anstieges in einem Auge auf Aktivierung eines bilateralen autoregulatorischen Kompensationsmechanismus annimmt, der sich in dem Auge mit dem IOD im Normbereich ausgeprägter manifestieren kann. Im gelaserten Auge könnte der die Aderhaut komprimierende Effekt des erhöhten IOD zu einer Kapazitätseinschränkung dieses Gefäßsystems führen, das PGBV kann nicht ansteigen.

Diese Überlegung paßt zu den Untersuchungen der OPA bei den primären Offenwinkelglaukomen, bei denen bei IOD-Anstieg ein eingeschränkter choroidaler Kompensationsmechanismus vermutet wird (43, 54 – 56).

Dieser Kompensationsmechanismus scheint auf die Aderhaut beschränkt zu sein, Affenaugen mit laserchirurgisch induziertem Glaukom zeigen keine Änderung des Blutflusses der autoregulierten Retina (25) oder des N. opticus (57).

Unsere Ergebnisse bzgl. des IOD bei den gesunden Probanden in durchschnittlicher körperlicher Verfassung stehen im Einklang mit früheren Studien (25, 39), die körperliche Belastung reduzierte den IOD um 32,3 %. Rauchen und körperliche Belastung führten zu einem Anstieg der systemischen Pulsamplitude um 13,0 % bzw. 57,1 % und des (berechneten) mittleren okulären Perfusionsdruck um 27,8 % bzw. 265,0 %.

Wir vermuteten, daß eine Steigerung des okulären Perfusionsdruckes zu einer Steigerung der OPA führen würde, aber die OPA war bei den gesunden Probanden nach Rauchen und körperlicher Belastung unverändert. Diese Ergebnisse lassen auf eine funktionelle Isolierung d. h. eine signifikante autoregulatorische Kapazität des choroidalen Gefäßsystems bei gesunden Probanden mit normalem IOD schließen. Diese Autoregulation kompensiert sowohl den signifikanten Anstieg des Perfusionsdruckes allein (Rauchen) als auch in Kombination mit einer signifikanten Reduktion des IOD (körperliche Belastung).

Da der okuläre Perfusionsdruck nicht gemessen sondern berechnet wurde, wird er hier ausschließlich durch IOD- und RR-Veränderungen bestimmt. Eine mögliche lokale Vasokonstriktion oder Vasodilation konnte in dieser Berechnung nicht berücksichtigt werden. Eine kompensatorische Vasokonstriktion der peripheren A. ophthalmica könnte auch zu einer konstanten OPA führen, ein Regulationsmechanismus der Aderhautperfusion proximal dieses Gefäßsystems ist ebenfalls denkbar.

Die Reduktion des IOD nach körperlicher Belastung hängt von der relativen Arbeitsbelastung ab, die wiederum mit dem Laktatspiegel im Blut korreliert (25). Eine Reduktion des IOD vermindert den Kompressionsdruck auf das Gefäßsystem der Aderhaut. Bei fehlender Autoregulation sollte dies in Kombination mit einem massiven Anstieg des okulären Perfusionsdruckes zu einem Anstieg der OPA führen.

Studien an Patienten mit reduzierter Perfusion der Aderhaut z. B. bei Normaldruckglaukom (55, 56) zeigten eine eingeschränkte choroidale Zirkulation mit eingeschränkter funktioneller Reserve. Ursächlich könnten eine primär reduzierte choroidale Kapazität (55, 56), ein reduzierter Perfusionsdruck (48), und/ oder eine reduzierte Perfusion der A. ophthalmica sein (26, 53).

Zusammenfassung

Die Regulationsmechanismen der okulären Perfusion werden zunehmend diskutiert. Ziel der vorliegenden Studie war es, lokale und systemische Perfusionparameter standardisiert zu verändern um deren Auswirkungen auf die Hämodynamik der Aderhaut am Rhesusaffen mit laserchirurgisch induzierten Offenwinkelglaukom (RA-LHDG) und am Menschen zu untersuchen.

Material und Methodik. Bei den RA-LHDG wurde einseitig ein experimentelles Glaukom induziert. Der intraokuläre Druck (IOD) und die okuläre Pulsamplitude (OPA) wurden gemessen und das Pulsgipfelblutvolumen (PGBV) bestimmt. Am Menschen wurden OPA, IOD, systemischer Blutdruck, Herzfrequenz bei 12 gesunden Nichtrauchern vor und nach körperlicher Belastung und Zigarettenrauchen gemessen, der okuläre Perfusionsdruck wurde berechnet.

Ergebnisse. Bei den RA-LHDG wies das PGBV in den glaukom-induzierten Augen – bei signifikanter (sig., $p < 0,05$) IOD-Differenz – keine Änderung ($P > 0,05$) auf. Die unbehandelten Kontrollaugen in der Gruppe mit einem IOD-Anstieg von > 5 mmHg zeigten einen sig. ($p < 0,05$) Anstieg des PGBV. Die körperliche Belastung gesunder Probanden führte zu einem sig. ($p < 0,05$) Anstieg von Herzfrequenz, systolischem Blutdruck und okulärem Perfusionsdruck, gleichzeitig kam es zu einer sig. ($p < 0,05$) Reduktion von IOD und diastolischem Blutdruck, die OPA blieb unbeeinflußt ($p > 0,1$). Rauchen führte zu einem sig. ($p < 0,05$) Anstieg des systolischen und diastolischen Blutdruckes, der Herzfrequenz und des okulären Perfusionsdruckes, beeinflußte aber nicht die OPA ($p > 0,09$).

Schlußfolgerung. Das konstante PGBV in den glaukom-induzierten Augen und der Anstieg des PGBV in den Kontrollaugen lassen auf einen bilateralen autoregulatorischen Kompensationsmechanismus schließen, der sich in den Augen mit dem IOD im Normbereich deutlicher manifestiert. Trotz ausgeprägter Änderungen okulärer und systemischer Perfusionsparameter beeinflußten körperliche Belastung und Rauchen nicht die OPA. Dies läßt auf eine Autoregulation der Aderhaut und/oder der A. ophthalmica schließen.

Danksagung

Herrn Professor Dr. Mittag und Herrn Professor Dr. Podos, Mount Sinai School of Medicine, New York, danke ich für die Bereitstellung des Labors, die begleitende Betreuung und die wertvollen Hinweise bei der Durchführung dieses Projektes.

Literatur

1. *Alm A.* Physiologie der okulären Durchblutung. In: Stodtmeister R, Christ Th, Pillunat LE, Ulrich WD, Hrsg. Okuläre Durchblutungsstörungen. Stuttgart: Enke, 1987: 9 – 17.

2. *Alm A.* Ocular circulation. In: Hart WM, Hrsg. Adler's physiology of the eye. St. Louis: Mosby, 1992: 198 – 227.

3. *Alm A, Bill A.* The oxygen supply to the

retina. I. Effects of changes in intraocular and arterial blood pressures, and in arterial pO_2 and pCO_2 on the oxygen tension in the vitreous body of the cat. Acta Physiol Scand 1972; 261 – 274.

4. *Alm A, Bill A*. The oxygen supply to the retina. II. Effects of high intraocular pressure and increased arterial carbon dioxide tension on uveal and retinal blood flow in cats. Acta Physiol Scand 1972; 84: 306 – 319.

5. *Alm A, Bill A*. Ocular and optic nerve blood flow at normal and increased intraocular pressures in monkeys (Macaca iris): A study with radioactively labelled microspheres including flow determinations in brain and some other tissues. Exp Eye Res 1973; 15: 15 – 29.

6. *Alm A, Bill A, Young FA*. The effects of pilocarpine and neostigmine on the ocular blood flow through the naterior uvea in monkeys. A study with radioactively labelled microspheres. Exp Eye Res 1973; 15: 31 – 36.

7. *Bill A*. A method to determine osmotically effective albumin and gammaglobulin concentrations in tissue fluids, its application to the uvea and a note on the effects of capillary „leaks" on tissue fluid dynamics. Acta Physiol Scand 1968; 73: 511 – 522.

8. *Bill A*. Blood circulation and fluid dynamics in the eye. Physiol Rev 1975; 55: 383 – 417.

9. *Bill A, Sperber GO*. Control of retinal and choroidal blood flow. Eye 1989; 4: 319 – 325.

10. *Bursell SE, Clermont AC, Shiba T, King GL*. Evaluating retinal circulation using video florescein angiography in control and diabetic rats. Curr Eye Res 1992; 11: 287 – 395.

11. *Bill A, Sperber GO*. Control of retinal and choroidal blood flow. Eye 1989; 4: 319 – 325.

12. *Brown SM, Jampol LM*. New concepts in the regulation of retinal vessel tone. Arch Ophthalmol 1996; 114: 199 – 204.

13. *Cohan BE, Cohan S*. Flow and oxygen saturation of blood in the anterior ciliary vein of the dog eye. Am J Physiol 1963; 205: 60 – 66.

14. *Cohen LH, Noell WK*. Glucose catabolism of rabbit retina before and after development of visual function. J Neurochem 1960; 5: 253 – 261.

15. *Elgin SS*. Arteriovenous oxygen difference across the uveal tract of the dog eye. Invest Ophthalmol 1964; 3: 417 – 426.

16. *Feke GT, Tagawa H, Deupree DM, Goger GT, Sebag J*, et al. Blood flow in the normal human retina. Invest Ophthalmol Vis Sci 1989; 30: 58 – 65.

17. *Forest CR, Xu N, Pang CY*. Evidence for nicotine induced skin flap ischemic necrosis in the pig. Can J Physiol Pharmacol 1994; 72: 30 – 38.

18. *Friedmann E, Kopald H, Smith T*. Retinal and choroidal blood flow determined with krypton-85 in anesthesized animals. Invest Ophthalmol Vis Sci 1964; 3: 539 – 547.

19. *Fryczkowski AW, Hodes BL, Walker J*. Diabetic choroidal vasculature scanning electron microscopy findings. Int Ophthalmol 1989; 13: 269 – 279.

20. *Furchgott RF, Zawadszki JV*. The obligatory role of endothelial cells in the relaxation of arterial smooth muscle by acetylcholine. Nature 1980; 288: 373 – 376.

21. *Geijer C, Bill A*. Effects of raised intraocular pressure on retinal prelaminar, laminar, and retrolaminar optic nerve blood flow in monkeys. Invest Ophthalmol Vis Sci 1979; 18: 1030 – 1042.

22. *Graymore CN*. Biochemistry of the retina. In Graymore CN, Hrsg. Biochemistry of the eye. London, Academic Press, 1970; 645.

23. *Haefliger IO, Meyer P, Flammer J, Lüscher TF*. The vascular endothelium as a regulator of the circulation of the eye: A new concept in ophthalmology. Surv Ophthalmol 1994; 39: 123 – 132.

24. *Hales JR, Ludbrook J*. Baroreflex participation in redistribution of cardiac output at onset of exercise. J Appl Physiol 1988; 64: 627 – 634.

25. *Harris A, Malinovsky V, Martin B*. Correlates of acute exercise-induced ocular hypotension. Invest Ophthalmol Vis Sci 1994; 35: 3852 – 3857.

26. *Harris A, Sergott RC, Spaeth GL, Katz JL, Shoemaker JA, Martin BJ.* Color doppler analysis of ocular vessel blood velocity in normal-tension glaucoma. Am J Ophthalmol 1994; 118: 642–649.

27. *Hayreh SS.* The 1994 von Sallmann lecture. The optic nerve head circulation in health and disease. Exp Eye Res 1995; 61: 259–272.

28. *Hayreh SS, Bill A, Sperber GO.* Effects of high intraocular pressure on glucose metabolism in the retina and optic nerve in old atherosclerotic monkeys. Graefes Arch Clin Exp Ophthalmol 1994; 232: 745–752.

29. *Hessemer V, Schmidt KG.* Influence of panretinal photocoagulation on ocular pulse curve. Am J Ophthalmol 1997; 123: 748–752.

30. *Hickam JB, Frayser R, Ross J.* A study of retinal venous blood oxygen saturation in human subjects by photographic means. Circulation 1963; 27: 375–385.

31. *Kanski JJ.* Retinale Gefäßerkrankungen. In: Kanski JJ, Hrsg. Lehrbuch der klinischen Ophthalmologie. Stuttgart, New York: Thieme, 1996; 330–363.

32. *Kiel JW, Shepard AP.* Autoregulation of choroidal blood flow in the rabbit. Invest Ophthalmol Vis Sci 1992; 33: 2399–2410.

33. *Kiel JW.* Choroidal myogenic autoregulation and intraocular pressure. Exp Eye Res 1994; 58: 529–543.

34. *Kimble EA, Svoboda RA, Ostroy SE.* Oxygen consumption and ATP changes of the vertebrate photoreceptor. Exp Eye Res 1980; 31: 271–288.

35. *Kiowski W, Linder L, Stoschitzky K, Pfisterer M, Burckhardt D, Burkart F et al.* Diminished vascular response to inhibition of endothelium-derived administered endothelin-1 in clinically health smokers. Circulation 1994; 90: 27–34.

36. *Kuwabara T.* Photic and photo-thermal effects on the retinal pigment epithelium. In: Zinn KM, Marmor MF, Hrsg. The retinal pigment epithelium. Cambridge (UK), Havard University Press 1979; 293–313.

37. *Lee PY, Podos SM, Howard-Williams JR,* Severin CH, Rose AD, Siegel MJ. Pharmacological testing in the laser-induced monkey glaucoma model. Curr Eye Res 1985; 4: 775–781.

38. *Lütjen-Drecoll E.* Funktionelle Morphologie der Aderhaut. In: Kampik A, Grehn F, Hrsg. Durchblutungsstörungen am Auge. Stuttgart, Enke, 1995; 15–23.

39. *Marcus DF, Krupin T, Podos SM, Becker B.* The effect of exercise on intraocular pressure: I. Human beings. Invest Ophthalmol 1970; 9: 749–752.

40. *May A, Horneber E, Lütjen-Drecoll E.* Quantitative and morphological changes of the choroid in the rat eyes. Exp Eye Res 1996; 63: 75–84.

41. *McLeod DS, Lutty GA.* High-resolution histologic analysis of the human choroidal vasculature. Invest Ophthalmol Vis Sci 1994; 35: 3799–3811.

42. *Miyamoto K, Ogura Y, Nishiwaki H, Matsuda N, Honda Y, Kato S et al.* Retinal microcirculation in the Goto-Kakizaki rat. Invest Ophthalmol Vis Sci 1996; 37: 898–905.

43. *Mittag TW, Serle J, Schumer R, Brodie S, Stegmann D, Schmidt KG et al.* Studies of the ocular pulse in primates. Surv Ophthalmol 1994; 38 Suppl: 183–190.

44. *Parver LM.* Temperature modulating action of choroidal blood flow. Eye 1991; 5: 181–185.

45. *Parver LM, Aucker CR, Carpenter DO, Doyle T.* Choroidal blood flow: II Reflexive control in the monkey.Arch Ophthalmol 1982; 100: 1327–1330.

46. *Paterson C, Paterson E.* Pressure volume and pressure flow relationships in the living monkey eye. Exp Eye Res 1965; 4: 196–205.

47. *Penn RD, Hagins WA.* Kinetics of the photocurrent of retinal rods. Biophys J 1972; 12: 1073–1094.

48. *Pillunat LE, Stodtmeister R, Marquardt R, Mattern A.* Ocular perfusionpressures in different types of glaucoma. Int Ophthalmol 1989; 13: 37–42.

49. *Pournaras CJ.* Autoregulation of ocular blood flow. In: Kaiser HJ, Flammer J, Hendrickson P, Hrsg. Ocular Blood Flow.

Glaucoma meeting, 1995. Basel: Karger, 1996: 40–50.

50. *Ramrattan RS, van der Schaft TL, Mooy CM, de Bruijn WC.* Morphometric analysis of Bruch's membrane, the choriocapillaris, and the choroid in aging. Invest Ophthalmol Vis Sci 1994; 35: 2857–2864.

51. *Riva CE, Grunwald JE, Petrig BL.* Autoregulation of human retinal blood flow. Invest Ophthalmol Vis Sci 1986; 27: 1706–1712.

52. *Riva CE, Grunwald JE, Sinclair SE, Petrig BL.* Blood velocity and volumetric flow rate in human retinal vessels. Invest Ophthalmol Vis Sci 1985; 26: 1124–1132.

53. *Rojanapongpun P, Drance SM, Morrison BJ.* Ophthalmic artery flow velocity in glaucomatous and normal subjects. Br J Ophthalmol 1993; 77: 25–29.

54. *Schmidt KG, v. Rückmann A, Geyer O, Mittag TW.* Einfluß des Nifedipins auf die okuläre Pulsamplitude bei Normaldruckglaukom. Klin Monatsbl Augenheilk 1997; 210: 355–359.

55. *Schmidt KG, v. Rückmann A, Mittag TW, Hessemer V, Pillunat LE.* Reduced ocular pulse amplitude in low tension glaucoma is independent of vasospasm. Eye 1997; 11: 485–488.

56. *Schmidt KG, v. Rückmann A, Mittag TW.* Okuläre Pulsamplitude bei okulärer Hypertension und verschiedenen Glaukomformen. Ophthalmologica 1998; 212: 5–10.

57. *Sossi N, Anderson DR.* Effect of elevated intraocular pressure on blood flow. Occurrence in cat optic nerve head studied with iodoantipyrine I 125. Arch Opthalmol 1983; 101: 98–101.

58. *Spitznas M, Reale E.* Fracture faces of fenestrations and junction of endothelial cells in human choroidal vessels. Invest Ophthalmol Vis Sci 1975; 14: 98–107.

59. *Törnquist P, Alm A.* Retinal and choroidal contribution to retinal metabolism in vivo. A study in pigs. Acta Physiol Scand 1979; 106: 351–357.

60. *Weiter JJ, Zuckerman R.* The influence of the photoreceptor-RPE complex on the inner retina. Ophthalmology 1980; 87: 1133–1139.

61. *Winkler BS.* Glycolytic and oxidative metabolism in relation to retinal function. J Gen Physiol 1981; 77: 667–692.

62. *Yoshimura N, Matsumoto M, Shimizu H, Mandai M, Hata Y, Ishibashi T.* Photocoagulated human retinal pigment epithelial cells produce an inhibitor of vascular endothelial cell proliferation. Invest Ophthalmol Vis Sci 1995; 36: 1686–1691.

8. The Use of Dye Dilution Curve Analysis in the Quantification of Indocyanine Green Angiograms of the Human Choroid

Larry Kagemann, Alon Harris, Hak Sung Chung

Introduction

The choroidal circulation supplies the majority of the intraocular blood flow. Especially the macula and optic nerve depend almost entirely on the choroidal blood flow. Nevertheless, most of the studies for the ocular blood flow has been performed for retinal circulation. Therefore, choroidal anatomy and hemodynamics, and the role of the choroid in the pathogenesis of several important ocular disorders such as age related macular degeneration, diabetic retinopathy, and glaucoma et al. are poorly understood.

Since Flower and Hochheimer first successfully performed indocyanine green (ICG) angiography in humans in the early 1970's (1, 2), clinicians and researchers have attempted to image the choroid with high resolution. Compared with sodium fluorescein dye, ICG dye has greater advantages for angiographic study of the choroid.

The near-infrared light absorbed by ICG (3) is much more efficient in its penetration of pigmented layers of the fundus as compared with the shorter wavelength used in fluorescein angiography. A second advantage is ICG dye's tendency to bind to plasma proteins. Approximately 98 % of the ICG dye is bound to plasma albumin (4) (the so-dium fluorescein dye molecules are far less completely bound). As a result, ICG diffuses slowly out of the fenestrated choriocapillaris in contrast to the rapid leakage of fluorescein dye, which prevents choroidal details.

The recent introduction of the scanning laser ophthalmoscope (SLO) has brought quantitative angiography to new heights. This instrument overcomes many of the limitations of traditional photographic or video angiography.

The SLO is a confocal laser device. Reflected light exits the eye through the pupil and must pass through a confocal aperture before reaching a solid-state detector. This detector generates a voltage level based on the intensity of incoming light. The detector voltage level, measured in real time, creates the standard video signal. Scattered light and light reflected from sources outside of the focal plane are blocked by the confocal aperture. Overall retinal illumination is reduced and contrast is improved as only a single spot is illuminated by the laser beam at any moment. The signal is generally passed through a video timer and then directed to an S-VHS video recorder. The resulting images are similar to those obtained with standard video angiography, but with improved spatial resolution and contrast.

A SLO is available for Fluorescein angiography as well as Indocyanine green angiography. The examiner can select an integrated argon-blue laser (488 nm) with barrier filter (530 nm) for fluorescein angiography and an infrared diode laser (790 nm) with a barrier filter (830 mm) for Indocyanine green angiography.

Indocyanine green angiography with SLO technique made outstanding progress in the study of subretinal choroidal neovascularization in age related macular degeneration. Yannuzzi and associates showed that occult choroidal neovascularization could be converted into classic, well-defined choroidal neovascularization in 39 percent of the 129 patients in their studies due to information obtained with ICG angiography (5).

Glaucoma should be another promising study field for ICG angiography with SLO technique. Although superficial optic nerve head is supplied by branches of the central retinal artery, the laminar and prelaminar portions, which are important for optic nerve perfusion and pathogenesis of glaucoma, are supplied by the intrascleral arterial circle of Zinn. The main supply to the circle of Zinn is provided by the posterior ciliary arteries, with branches to choroid. Because blood supply for optic nerve head comes mainly from choroidal circulation, choroidal circulation insufficiency is another possible etiologic factor for glaucoma. Recently the study using ICG angiography with SLO showed that glaucoma eyes have more peripapillary hypofluorescent area in late phase (6).

Although these morphologic data are valuable, their ability to document hemodynamic changes, which is essential to evaluate blood perfusion pressure and autoregulation of blood supply, is limited. Scanning-laser ICG angiography has also been used to investigate ocular hemodynamics. Several authors have attempted to quantify morphologic and dynamic parameters in the choroidal circulation. In a recent pilot study by Harris and associates, a new area dilution analysis technique for Scanning-laser ICG angiography showed that normal tension glaucome (NTG) patients have peripapillary choroidal filling deficits when compared to the macular area of the same patients (7). This new analysis software is based on dye-dilution curve analysis, which has been studied surprisingly since 1920'. It can provide various hemodynamic parameters for SLO-ICGA which have never been provided yet.

Dye Dilution Techniques

Dye dilution is a technique in which a known amount of a dye is introduced into a vein in an animal or man, and whose passage is observed at some point within the arterial system. The dye, or indicator, must be easily observable by whatever measurement technique that is employed by the study (8). The concentration of the indicator within the blood at the observation point is graphed over time producing a dye dilution curve. In hemodynamic studies in the 1920's, dye dilution curves were used to estimate cardiac output in man (9). Phenol-tetroid-phthalein sodium was quickly injected into an anticubital vein. Blood was then sampled from the femoral artery, samples placed into collection tubes mounted on a rotating drum. The speed of the rotation was set so that individual samples were taken once per second. The concentration of the indicator was measured and plotted against time. (Figure 8.1.)

Concentration

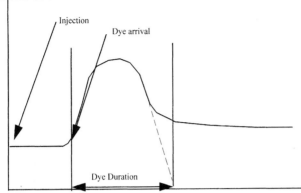

Time   Figure 8.1.

Dye dilution analysis

The dye dilution curve in figure one is used to calculate cardiac output. The dye duration area, the time between first arterial appearance and the extrapolated zero concentration time, is analyzed. (See Figure 8.1) Within that area, the average measured dye concentration is calculated. Using this average and the dye duration time, cardiac output is computed as shown in equation 1.

$$\text{Flow} = \frac{60 \times 1}{C \times T}$$

Equation 1.

with 1 equal to the injection dose, C equal to the average concentration measured during the sampling period, and T equal to the dye duration time. This relationship was confirmed experimentally in dogs by comparing it to Fick's method. In Fick's method, oxygen consumption and oxygen concentration on the arterial and venous side are measured. The total blood flow was calculated as the ratio between oxygen consumption and the difference between arterial and venous oxygen concentration. (Equation 2.)

$$\text{Flow} = \frac{0}{A - V}$$

Equation 2.

Oxygen consumption is given as 0; A and V are arterial and venous oxygen concentration respectively. This early work demonstrated the usefulness of dye dilution techniques in hemodynamic research.

Dye Dilution Curve Parameters

Mathematical models have been proposed to describe dye dilution curves. By adjusting parameters of the model so that it approximates the experimentally derived dilution curves, the parameters of the model can be used to characterize the experimental curve (10). The equation for the model is given in equation 3, and graphed in Figure 8.2.

$$C = C_p e^{-k \ln^2 t}$$

Equation 3.

Concentration

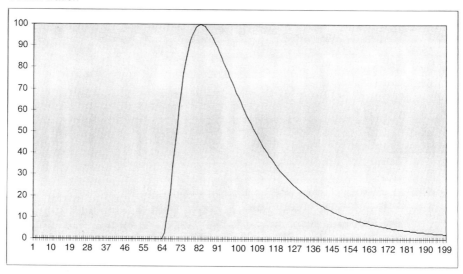

Figure 8.2.   Time

C is the measured concentration on the Y axis, C_p is the maximum concentration, k is a constant, and t is time on the Y axis. In order to match the model to an experimentally derived dilution curve, C_p is matched to the maximal experimental concentration, and then k is adjusted to match the dye duration. Dye duration is proportional to $1/k$. Using this model, it is therefore possible to characterize an experimental dye dilution curve with two parameters: C_p and k.

Dye Dilution Analysis in Ophthalmology

In ophthalmology, dilution curve techniques have been used to quantify retinal hemodynamics. Using computer video analysis techniques, the concentration of a dye, fluorescein, is quantified by measuring the brightness of fluorescence from within the blood. While blood flow is not derived as above, using several curves along the length of a vessel velocity may be calculated. (Figure 8.3.)

Dilution curves are used to provide the time delay between dye arrival to two points. Measuring the distance between those points, and knowing the time for blood passage between them allows calculation of dye velocity (11).

Dilution Analysis of ICG Angiography

The Glaucoma Research and Diagnostic Center (GRDC) at Indiana University has applied video dye dilution technology to ICG angiograms; area dilution analysis (ADA) (7). The brightness of six areas of the choroid are quantified. Brightness of fluorescence is proportional to the concentration of ICG in the choroidal vasculature. By graphing brightness over time, dye concentration is graphed creating a dye dilution curve.

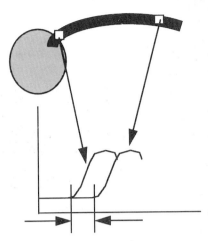

Time between dye arrival to two points on an artery

Figure 8.3.

Unlike the femoral artery used for dilution curves in the 1920's, the choroid contains a complex layer of overlapping arteries. It is impractical to attempt to create dilution curves for each one. Given this, one may attempt to choose some subset of vessels and create dilution curves for them. Unfortunately, to attempt to choice some small number of vessels for dye dilution analysis would create an unacceptable bias. Our new method creates curves from regions of the vascular bed. The number of vessels within that region is not of direct concern to the technique.

The GRDC has developed a technique in which the entire 40° ICG angiogram is divided into a number of small regions, and dilution curves are created for each region. While it is difficult to use fluorescence to measure the exact concentration of ICG within the choroid, simultaneous acquisition of dye dilution curves from different locations within the choroid from a single angiographic exam allows comparison of relative concentrations between different locations.

Six locations, each a 6° square, on the image were identified for analysis (Figure 8.4.).

The average brightness of the area contained in each box was computed for each frame of the angiogram. Area brightness was graphed with time on the X axis and brightness on the Y axis. ADA identifies three parameters from the brightness maps: slope, 10 % arrival time, and dye duration. The slope represents the speed of blood as it enters the choroid. Slope of the six curves is analyzed individually, as a mean of the six areas, and as the regional spread, or maximum slope minus minimum slope. Similarly, the 10 % arrival time is the amount of time required to reach a brightness 10 % above baseline and is analyzed for each individual analysis area, the mean of the six areas, and the maximum minus minimum. Finally, the dye duration time as described above is analyzed for each individual area, as a mean of the six areas, and maximum minus minimum.

In a pilot study, ICG angiograms were recorded from 7 NTG patients and 8 age matched controls. NTG patients were used to eliminate differences in choroidal flow due to elevated IOP. Red free images were obtained with a 488 nm argon laser at 40° to locate the macula relative to the optic disc. The argon laser was shut down, and a 795 nm near infrared laser was used to perform the angiogram. A modified injection technique was used, 25 mg of ICG was dissolved into 2 cc's of solvent. 1cc of the solution was injected per exam. The small volume of dye allows a rapid injection time of approximately 1 sec. The injection is immediately followed by a 2cc saline flush. Verbal commands were used to guide subject fixation so that the nasal edge of the disc was at the edge of the video

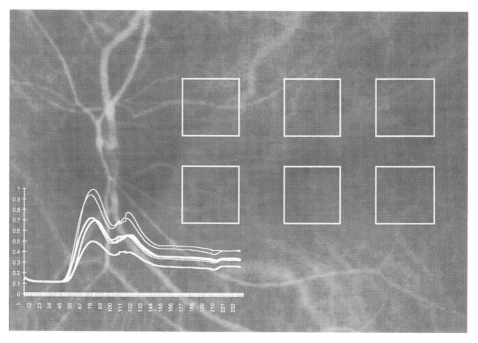

Figure 8.4.

frame centered vertically, the macula toward the center of the screen. The exam was recorded on S-VHS video tape and processed off-line.

There was no significant difference between normals and NTG patients in mean slope, 10 % arrival time, or dye duration. Regional arrival spread time was significantly greater in NTGs than in normals (3.436 vs. 1.167 sec., p = 0.04). The choroid of some glaucoma patients present with areas of slow filling which are not present in age matched normals. NTGs also displayed a trend toward increased dye duration spread.

Conclusions

Dye dilution techniques have been used in hemodynamic studies for more than 70 years. From direct blood samples to non-invasive measurement an indicator in the blood stream, the basic structure of the dilution curve remains the same. Applying dilution curve analysis to ICG angiograms, the Glaucoma Research and Diagnostic Center has created a technique, area dilution analysis (ADA), which is able to quantify differences in choroidal hemodynamics between NTGs and age matched controls. The data suggests that some glaucomatous eyes present with select regions of slow choroidal filling and sluggish movement of blood into and out of the choroid.

References

1. *Hochheimer BF.* Angiography of the retina with indocyanine green. Arch Ophthalmol 1971;86:564–565.
2. *Flower RW, Hochheimer BF.* Clinical in-

frared absorption angiography of the choroid (letter). Am J Ophthalmol 1972;73:458 – 459.

3. *Kogure K, Choromokos E.* Infrared absorption angiography. J Appl Physiol 26:154,1969.

4. *Cherrick GR, Stein SW, Leevy CM, et al:* Indocyanine green: Observations on its physical properties, plasma decay, and hepatic extraction. J Clin Invest 39:592, 1960.

5. *Yannuzzi LA, Slakter JS, Sorenson J, et al:* Digital indocyanine green videoangiography and choroidal neovascularization. Retina 12:191, 1992.

6. *O'Brart DP, de Souza Lima M, Bartsch DU, Freeman W, Weinreb RN.* Indocyanine Green angiography of the peripapillary choroid in glaucoma using a confocal scanning laser ophthalmoscope. Am J Ophthalmol 1997;123:657 – 66.

7. *Kagemann L, Harris A, Cantor LB, Chung HS, Kristinsson, JK.* A new method for evaluating choroidal blood flow in glaucoma: Area dilution analysis. Invest Ophthalmol Vis Sci 1997; 38(suppl):1049.

8. *Zieler K.* Symposium on Indicator-Dilution Technics. Cir Res 1962; 10:377 – 407.

9. *Kinsman M, Moore JW, Hamilton WF.* Studies of the Circulation. I. Injection Method: Physical and Mathematical Considerations. K; 1929; 89:323 – 39.

10. *Stow R, Hetzel P.* An Empirical Formula for Indiacor-Dilution Curves as Obtained in Human Beings. J Appl Physiol 1954; 7:161 – 7.

11. *Wolf S, Toonen H, Koyama T, Meyer-Ebrecht D, Reim M.* Scanning laser ophthalmoscopy for the quantification of retinal blood-flow parameters: a new imaging technique. In Nasemann JE and Burk ROW (eds): Scanning Laser Ophthalmoscopy and Tomography. München, Quintessenz, 1990, pp 91 – 96.

9. Antimetaboliten in der Glaukomchirurgie

N. Pfeiffer

Einleitung

Die Trabekulektomie bzw. Goniotrepanation wurde schon bald nach ihrer Einführung durch Watson die häufigste aller augeninnendruck-(IOD)-senkenden Operationen. Sie ist weiterhin ein Standardverfahren der Glaukomchirurgie. Obwohl sie im Laufe der Jahre zahlreiche Modifikationen erfuhr, ist ihr Prinzip unverändert geblieben: Es wird eine Fistulation aus der Vorderkammer durch die Sklera und unter die konjunktivale Bindehaut bzw. das subkonjunktivale Gewebe geschaffen. Im Gegensatz zur Elliot'schen Trepanation ist die Fistulation dabei gedeckt, um die Menge der Filtrationen im gewissen Rahmen zu steuern. Die Schwierigkeiten und Komplikationen der Methode liegt nicht so sehr in der operativen Ausführung oder im unmittelbar postoperativen Bereich. Scheitert die Operation, so liegt dies fast immer an einer Vernarbung des subkonjunktivalen Bindegewebes. Die gewünschte Filtration bleibt aus. In den meisten Fällen geschieht das durch Entwicklung einer Tenonzyste, einer dicken bindegewebigen Platte, die sich über der Filtrationsöffnung bildet und zu einem hohen, prominenten, jedoch nicht funktionierenden Sickerkissen führt (Abb. 9.1). Nie findet man eine Vernarbung in und selten direkt auf der Sklera unmittelbar über dem Skleraldeckelchen. Die Rate der Vernarbung hängt dabei sehr stark von der präoperativen Ausgangssituation ab. Werden Glaukomaugen primär, das heißt ohne vorherige Behandlung, operiert, so liegt die Erfolgsrate deutlich über 90 %. Bei langjähriger Vorbehandlung mit Glaukommedikamenten, vor allem Parasympathomimetika und Sympathomimetika fällt die Erfolgsrate etwa um ein Viertel. Noch schlechtere Erfolgsraten wurden berichtet bei an der Bindehaut voroperierten Augen (Z. n. Katarakt-Operation), hier dürfte die Erfolgsrate im Durchschnitt bei einem Drittel bis 50 % liegen. Noch ungünstiger ist die Ausgangssituation bei vorher gescheiterter fistulierender Operation und bei gleichzeitig bestehenden entzündlichen Augenerkrankungen. Bei diesen Vorbedingungen liegt die Rate der subkonjunktivalen Vernarbung je-

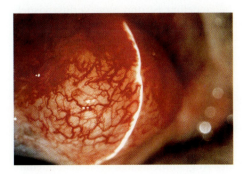

Abbildung 9.1: Vernarbtes Sickerkissen mit Tenonzyste.

weils erheblich höher. Schon seit einigen Jahrzehnten wurde versucht diese Vernarbungstendenz zu hemmen. Antiproliferative Eigenschaften haben unter anderem das Kammerwasser des menschlichen Auges, Steroide und darüber hinaus eine Reihe von antiproliferativen Substanzen. Unter letzteren haben sich bisher nur zwei klinisch etablieren können, nämlich die Anwendung von 5-Fluorouracil sowie die von Mitomycin C. In dieser Arbeit werden, von einem praktischen Standpunkt her gesehen, die Indikation für den Einsatz von Antimetaboliten, die Technik der Applikation von Mitomycin C und 5-Fluorouracil, die operative Technik sowie die Komplikationsmöglichkeiten besprochen.

Indikation für die Verwendung von Antimetaboliten

Aufgrund des Risikoprofils der Verwendung von Antimetaboliten bedarf deren Verwendung sorgfältiger Vorüberlegung. Zunächst muß die Indikation zu operativer Therapie klar sein. Die Notwendigkeit zu operativer Therapie ist üblicherweise gegeben durch erhöhten Augeninnendruck, der durch eine maximale bzw. maximal tolerierbare medikamentöse Therapie und/oder Lasertherapie nicht behandelbar ist und zum Verlust visueller Funktion führt. Darüber hinaus wurde in letzter Zeit die Indikation zu operativer Therapie erweitert, da sowohl medikamentöse als auch Laservorbehandlung die Erfolgsrate später nachfolgender operativer Therapie zu schmälern scheint. Daher spielt insbesondere auch die prospektive Behandlungsdauer bei einem Glaukompatienten eine Rolle: Ist der Augeninnendruck zwar behandelbar, jedoch in absehbarer Zeit mit dem Versagen der Therapie zu rechnen (grenzwer-

tiger Augeninnendruck, progressiver Glaukomschaden, mangelnde Compliance, hohe Lebenserwartung) so kann auch primäre operative Therapie herangezogen werden.

Die Indikation zur Verwendung von Antimetaboliten ist jedoch gebunden an zwei Voraussetzungen:
1. Risikofaktoren für die postoperative Vernarbung oder seltener
2. Notwendigkeit sehr niedrige Augeninnendruckwerte zu erreichen.

Zahlreiche Faktoren, welche ein Risikofaktor für die postoperative Vernarbung eines Sickerkissens nach Trabekulektomie darstellen, wurden zwischenzeitlich identifiziert. Diese sind unter anderem:
- Jugendliches Alter (unter 40. Lebensjahr)
- Langjährige medikamentöse Glaukombehandlung
- Vorhergehende Operation an der Bindehaut
- Uveitis
- Afrikanische Rasse.

Die Notwendigkeit besonders niedrige Augeninnendruckwerte zu erreichen, stellt ebenfalls eine gewisse Indikation für die Verwendung von Antimetaboliten dar. So wurde vorgeschlagen beim Glaukom ohne Hochdruck, bei dem möglicherweise besonders niedrige IOD-Werte protektiv sein könnten, eine Trabekulektomie unter Verwendung von Antimetaboliten durchzuführen. Ergebnisse von Palmberg (persönliche Mitteilung des Autors) besagen, daß unter Verwendung von Antimetaboliten bei 95 % aller Glaukompatienten und unter Erreichen von besonders niedrigen Druckwerten (im Durchschnitt ca. 11 mmHg) ein zuvor progressiver Glaukomschaden arretiert werden kann.

Die primäre Trabekulektomie ohne weitere Risikofaktoren ist per se keine

Indikation für die Verwendung von Antimetaboliten. Bei ihr beträgt die Erfolgsrate über 90 %. Eine zusätzliche Gabe von Antimetaboliten kann die Erfolgsrate nicht nennenswert erhöhen, wohl aber nach langer Medikamentenvorbehandlung (Smith, 1997).

Differentielle Indikation für Antimetaboliten

Nicht jeder Risikofaktor für das Mißlingen einer Trabekulektomie hat die gleiche Gewichtung. Aus der Erfahrung können verschiedene Schweregrade der Vorbelastung abgeleitet werden. So hat es sich bewährt unterschiedliche Risikogruppen von operativen Glaukompatienten einzuteilen. Wir unterscheiden arbiträr in geringes, mittleres und hohes Vernarbungsrisiko:

Geringes Risiko für postoperative Vernarbung
- Junges Alter
- Medikamentenvorbehandlung
- Laservorbehandlung
- Afrikanische Rasse.

Mittleres Risiko für postoperative Vernarbung
- Vorhergehende Bindehautoperation
- Vorhergehende Katarakt-Operation
- Traumatisches Sekundärglaukom
- Fehlgeschlagene Trabekulektomie

Hohes Risiko für postoperative Vernabung
- Uveitis
- Neovaskularisationsglaukom
- Gescheiterte Trabekulektomie unter vorheriger Verwendung von Antimetaboliten.

Entsprechend der unterschiedlichen Risikobehaftung können aufgrund der unterschiedlichen Toxizität trotz ähnlicher Ergebnisse in klinischen Studien tendentiell verschiedene Empfehlungen für die Anwendung von Antimetaboliten gegeben werden. Wahrscheinlich besteht in etwa folgender Reihenfolge der Toxizität, der antiproliferativen Wirksamkeit und damit des möglichen Erfolges allerdings um den Preis erhöhter Nebenwirkungen:
- Intraoperative Gabe von 5-Fluorouracil (40 mg/ml, Einwirkzeit bis 5 Minuten)
- Postoperative Gabe von 5-Fluorouracil mit adjustierbarer Dosierung, wobei sich jeweils die Gabe von 5 mg 5-Fluorouracil in 0,5 bis 1 ml NaCl 0,9 % bewährt hat.
- Intraoperative Gabe von Mitomycin C 0,2 mg/ml über 3 bis 5 Minuten (Katz, 1995; Lamping, 1995; Singh, 1997).
- Die stärkste Proliferationshemmung hat die Kombination von Mitomycin C und 5-Fluorouracil. Der intraoperativen Gabe von Mitomycin C erfolgt dabei bei drohender postoperativer Vernarbung je nach Effekt titrierbar die postoperative Supplementierung mit 5-Fluorouracil-Injektionen im Intervall von täglicher bis zu wöchentlicher Gabe. Diese Stufenleiter der Antimetabolitentherapie kann entsprechend der Risikosituation angepaßt werden.

Anwendung von 5-Fluorouracil, Mainzer Methode

5-Fluorouracil wird seit 1984 in der Glaukomchirurgie eingesetzt. Hierfür gibt es durch die Fluorouracil Filtering Surgery Study auch die längste geordnete Nachbeobachtung (van Buskirk, 1996; Goldenfeld, 1994). Zahlreiche Dosierungs- und Anwendungsschemata sind vorgeschlagen worden. Hier wird die seit vielen Jahren in der Mainzer Klinik mit gutem Erfolg benutzte Methode geschildert:

Wenn es der operative Zugang zuläßt, wird eine Routinetrabekulektomie mit fornix-basalem Bindehautlappen durchgeführt. Postoperativ kann es durch die Hemmung der Wundheilung mit 5-Fluorouracil zu einer Fistulation kommen. Um dieses zu verhindern, wird ein besonders wasserdichter Verschluß gewählt. (Abb. 9.2) Dabei wird zu Beginn der Operation nach Eröffnung der Bindehaut eine Kerbe in die klare Hornhaut vorgelegt (Abb. 9.2a). Die Bindehaut wird am Ende der Operation mit einer meanderförmigen, sich durch Rückstich und Zugwirkung selbst verschließenden Naht genäht (Abb. 9.2b), welche die Bindehaut in die vorgelegte Kerbe hineinzieht. Hierdurch ist in praktisch allen Fällen eine sofortige Wasserdichtigkeit der Wunde zu erreichen (Abb. 9.2c).

Postoperative Gabe von 5-Fluorouracil

5-Fluorouracil wird an den ersten sieben postoperativen Tagen einmal täglich gegeben (5 mg/ml). Die Injektion erfolgt entgegengesetzt der Trabekulektomiestelle, um einen Rücklauf von 5-Fluorouracil und damit einen Rücklauf in die Vorderkammer des Auges auszuschließen. Eine sehr häufige Komplikation der 5-Fluorouracilgabe ist das Auftreten von kornealer Stippung oder Erosion. Auch Ulzeration wurde beschrieben. Da eine oft sehr unangenehme Stippung bei der Mehrzahl der Patienten vorkommt, empfiehlt es sich einige prophylaktische Maßnahmen einzuhalten:

– Die Injektion erfolgt unter langsamem Vorschieben der Nadel, bzw. einer möglichst langen Untertunnelung der

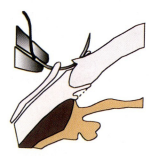

Abbildung 9.2a

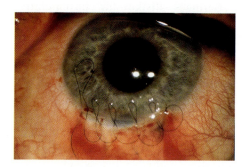

Abbildung 9.2b

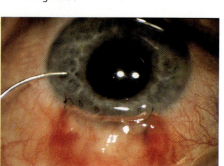

Abbildung 9.2c

Abbildung 9.2: Operationstechnik bei der Verwendung von postoperativem 5-Fluorouracil:
a) Vorlegen einer cornealen Kerbe für die spätere Befestigung der Naht.
b) Meanderförmige Schloßnaht (durch Zug ziehen sich die Schlingen jeweils in die Kerbe hinein und verschließen die Naht wasserdicht.
c) Sickerkissen am Ende der Operation nach Stellen der Vorderkammer mit BSS.

Bindehaut, damit das 5-Fluorouracil subkonjunktival verbleiben und nicht durch Rücklauf und Kontakt mit der Hornhaut zu Epithelproblemen führt.

- Unmittelbar nach Injektion waschen wir den Bindehautsack aus und geben eine Salbe ins Auge, damit die Hornhaut benetzt ist.
- Verwendung von intensiv pflegenden Tropfen und Salben auch von Hyaluronsäurepräparaten.
- Der Augeninnendruck wird postoperativ nur relativ selten gemessen, um die toxische Wirkung des Lokalanästhetikums auf die Hornhaut auszuschließen.

Diese Behandlung wird einmal täglich über 7 Tage und danach über bis zu 6 Wochen einmal wöchentlich durchgeführt. Bei Ausbildung eines schönen, nicht vernarbenden Sickerkissens kann die Behandlung vorher abgebrochen werden, insbesondere auch dann, wenn sich zu niedrige Augeninnendruckwerte einstellen.

Applikation von Mitomycin C

Mitomycin C wird ausschließlich intraoperativ appliziert. Grundsätzlich ist dabei sowohl ein fornix-basaler als auch ein limbus-basaler Zugang möglich. Da in der Regel eine starke Vernarbung der Bindehaut vorliegt und die Limbussituation häufig mit dünner Bindehaut und Vernarbung unübersichtlich ist, bevorzugen wir in diesem Falle den limbus-basalen Bindehautlappen.

Wichtig ist bei der Operation zunächst einmal die Stelle bester Beweglichkeit der Bindehaut zu identifizieren, was durch Anheben der Bindehaut leicht gelingt. Der Bindehautzugang sollte möglichst weit im Fornix sein, wobei Bindehaut und Tenon sorgfältig aufgetrennt werden müssen. Die Präparation nach vorne erfolgt dann auf der Sklera. Nach Blutstillung wird ein Vliesschwamm von definierter Größe (in Mainz 8 × 8 mm) mit einer genau abgemessenen Menge (0,1 ml) von einer Mitomycin C Lösung der Konzentration von 2 mg/ml getränkt (Abb. 9.3a). Der Schwamm wird unter die Bindehaut auf die Sklera geschoben

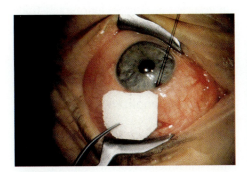

Abbildung 9.3a

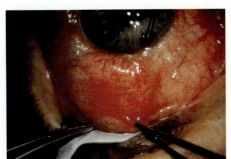

Abbildung 9.3b

Abbildung 9.3: Intraoperative Gabe von Mitomycin C.
a) Merocel-Schwämmchen, getränkt mit Mitomycin C. Das Gewebe erlaubt nur eine definierte Aufnahme von Flüssigkeit.
b) Einwirkung des Schwämmchens auf das subkonjunktivale Gewebe. Es folgt Spülen und eine Routine-Trabekulektomie.

und wirkt dort über 5 Minuten ein. Ziel dabei ist es, die subkonjunktivalen Fibroplasten so nachhaltig zu alterieren, daß sie ihre Proliferationsneigung verlieren (Abb. 9.3b). Es wurde vorgeschlagen die Sklera vor der Benetzung durch Mitomicin zu schützen (Mietz, 1996). Um den Effekt möglichst genau reproduzieren zu können, haben sich die Verwendung von Gewebevlies (z. B. Merocel®) bewährt. Wichtig erscheint eine wohl definierte Menge, Konzentration und Einwirkungszeit zu wählen, wovon dann nur bei wohl begründeten Ausnahmefällen abgewichen werden sollte. Der Skleradeckel wird mit vier bis fünf Nylonfäden genäht, die postoperativ je nach Drucklage mittels Argonlaser gelöst werden können (Morinelli, 1996). Der Tenon und Bindehautverschluß erfolgt zweifach, um Wasserdichtigkeit zu gewährleisten.

Nach der Mitomycin C Einwirkung soll das Gewebeschwämmchen entfernt und die Wunde mit ca. 30 ml Kochsalzlösung gespült werden. Auf einen scharfen Spühlstrahl ist dabei zu verzichten, da sich sonst die Bindehaut stark ballonieren kann. Erfolgt dies trotzdem einmal, so kann sie mit Wattetupferkompression wieder auf normale Maße reduziert werden! Es schließt sich der Mitomycin C Behandlung eine normale Trabekulektomie an. Ich wähle hierfür den Deckel relativ groß (5 mal 5 mm) und eher etwas dicker, damit keine Überfiltration erfolgt. Der Deckel wird mit mehreren 10 × 0 Nylonfäden mit versenktem Knoten gut adaptiert, so daß postoperativ eher ein etwas zu hoher Augeninnendruck besteht, da eine postoperative Hypotonie zur Aderhautamotio, Blutung, Visusabfall usw. führen kann. Bei zu hohem Augeninnendruck können die vorgelegten Deckelfäden sukzessiv mittels Argon-Laser unter Kompression der Bindehaut z. B.

mit einem 4-Spiegel-Eindellgonioskop (Firma Zeiss) in der Regel leicht durchtrennt werden.

Intraoperative Gabe von 5–Fluorouracil

Ähnlich wie Mitomycin C kann auch 5-Fluorouracil intraoperativ gegeben werden. Bei seiner herstellungsbedingt maximalen Konzentration von 40 bis 50 mg/ml ist die Toxizität geringer als bei einer üblichen Mitomycin C Konzentration. Das Aufbringen, Auswaschen und das übrige operative Vorgehen entsprechen dem unter Mitomycin C angeführten.

Kombination von Antimetaboliten

In schweren Fällen mit hoch wahrscheinlicher postoperativer Vernarbung kann es sinnvoll sein sowohl intraoperativ als auch postoperativ Antimetaboliten zu verwenden. Es bietet sich hierbei die intraoperative Gabe von Mitomycin C unter postoperativer Supplementierung von 5-Fluorouracil in 6 Uhr Position gespritzt an. Die 5-Fluorouracil-Gabe kann jederzeit ausgesetzt werden, falls dies sinnvoll ist (z. B. bei Hypotonie).

Nebenwirkungen der Antimetabolitentherapie

5-Fluorouracil und Mitomycin C haben zum Teil ähnliche, aber zum Teil sehr unterschiedliche Nebenwirkungen.

Für 5-Fluorouracil typische Nebenwirkungen sind **corneale Stippung und Erosio** nach subkonjunktivaler Gabe über einige Tage bzw. einige Wochen.

Intraoperativ appliziertes Mitomycin C hat keine corneale Nebenwirkung. Möglicherweise kann Mitomycin C aber durch sklerale Penetration in das Augeninnere und insbesondere in die Ziliarkörperregion gelangen und dadurch einen toxischen Effekt zur Reduktion der Kammerwasserproduktion führen. **Hypotonie** wäre die Folge.

Mit Mitomycin C vorbehandelte Augen zeigen überzufällig häufig ein **großes und avaskuläres Sickerkissen** (Abb. 9.4a), das möglicherweise auch stärker infektionsgefährdet ist.

Sowohl 5-Fluorouracil als auch Mitomycin haben daneben auch gemeinsame potentielle Nebenwirkungen, deren wichtigste beschrieben werden sollen.

Durch die induzierte Wundheilungsstörung können lokale Wundheilungsstörungen die Folge sein. Hierzu zählen insbesondere große blasse, avaskuläre Sickerkissen unter Mitomycin C bzw.

Hornhautstippung unter 5-Fluorouracil. Durch Fibroplastenhemmung kann es daneben zur Überfiltration und Hypotonie kommen. Die Folgen der Hypotonie sind unter anderem: Subchoriodale Blutung, retinale Blutung, Gefäßverschluß (Dev, 1996), Makulafältelung, Makula Pucker, Sehschärfenherabsetzung. Auch findet man häufig sehr große Filterkissen. Liegen diese im Lidspaltenbereich so kann es zu schwierig zu behandelnden kornealen Dellen kommen (Abb. 9.4b). Dünnwandige Sickerkissen können darüber hinaus eine Fistulation aufweisen, die nur bei der Untersuchung mit unverdünntem Fluorescein zu sehen ist (Abb. 9.4c). Solche Sickerkissen haben ein erhöhtes Risiko der Infektion. Grundsätzlich ist davon auszugehen, daß alle mit Antimetaboliten operierte Augen ein erhöhtes Risiko der **Endophthalmitis** ha-

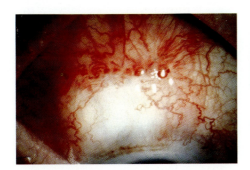

Abbildung 9.4a

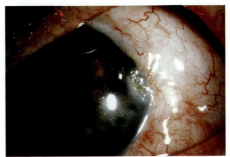

Abbildung 9.4b

Abbildung 9.4: Komplikation nach Antimetaboliten-Gabe.
a) Avaskuläres Sickerkissen nach Mitomycin.
b) C Dellenbildung bei prominentem Sickerkissen im Lidspaltenbereich.
c) Fistulation aus Sickerkissen.

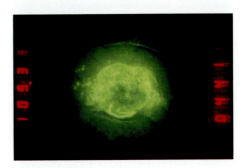

Abbildung 9.4c

ben. Besonders hoch (bis zu 12 %) ist es bei Operation in der 6 Uhr Position durch Exposition des Sickerkissens (Caronia, 1996; Greenfield, 1996). Patienten und nachbehandelnde Ärzte müssen daher angewiesen werden, daß ein mit Antimetaboliten voroperiertes Auge, das rot wird oder gar schmerzt, unmittelbarer Zuwendung bedarf.

Zusammenfassung

Die Verwendung von Antimetaboliten in der Glaukomchirurgie hat diese um bedeutende Möglichkeiten erweitert. Insbesondere bei Augen mit erhöhtem Vernarbungsrisiko nach fistulierender Operation konnte die Prognose der Operation deutlich gebessert werden. In mehreren Studien zeigte sich die intraoperative Gabe von Mitomycin C der Gabe von 5-Fluorouracil leicht überlegen und zwar sowohl in Bezug auf die durchschnittliche Drucksenkung als auch in Bezug auf dauerhaften Erfolg, gemessen an einer in den einzelnen Studien unterschiedlich definierten maximalen Obergrenze des Augeninnendrukkes. Patienten mit entsprechenden Risikofaktoren postoperativer Vernarbung sollten in der Regel unter Verwendung von Antimetaboliten operiert werden. Dagegen ist die Verwendung von Antimetaboliten bei Operation ohne erhöhtes Risiko nicht sinnvoll: Hier besteht ein erhöhtes Nebenwirkungsrisiko ohne gesicherte zusätzliche Wirkung. Die Abwägung der Gabe von 5-Fluorouracil versus Mitomycin C kann sich orientieren an dem Schweregrad der Risikofaktoren für die postoperative Vernarbung: Bei geringem Risiko kann die Gabe von 5-Fluorouracil intraoperativ ausreichend sein. Mittleres und höheres Risiko sollten durch 5-Fluorouracil postoperativ bzw. Mitomycin C intraoperativ behandelt werden. Schwerste Fälle, insbesondere nach gescheiterter Glaukomoperation mit Antimetaboliten sollten durch die Kombination von Mitomycin C und 5-Fluorouracil therapiert werden. Erhöhter Wirksamkeit steht ein deutliches Nebenwirkunsprofil entgegen.

Neben in der Regel transienten lokalen Erscheinungen wie Hornhautstippung, Dellen und gelegentlich Ulcerationen kommt es gehäuft zu postoperativen Hypotonien, Fistulationen und Endophthalmitisfällen, insbesondere wenn die Trabekulektomie in der 6-Uhr-Position vorgenommen werden muß. Diese ist daher zu meiden. Trotz aller Problematik und obwohl keines der Medikamente offiziell für diesen Gebrauch zugelassen ist, muß schon jetzt die Trabekulektomie unter Verwendung von Antimetaboliten als Routineverfahren bei Patienten mit schlechter Operationsprognose angesehen werden.

Literatur

Van-Buskirk EM. Five-year follow-up of the Fluorouracil Filtering Surgery Study (letter). Am J Ophthalmol, 122(5):751–2, 1996.

Caronia RM, Liebmann JM, Friedman R, Cohen H, Ritch R: Trabeculectomy at the inferior limbus. Arch Ophthalmol, 114(4): 387–91, 1996.

Dev S, Herndon L, Shields HB. Retinal vein occlusion after trabeculectomy with mitomycin C. Am J Ophthalmol, 122(4):574–5, 1996.

Goldenfeld M, Krupin T, Ruderman JM, Wong PC, Rosenberg LF, Ritch R, Liebmann JM, Gieser DK. 5-Fluorouracil in initial trabeculectomy. A prospectiv, randomized, multicenter study. Ophthalmology, 101(6): 1024–9, 1994.

Greenfield DS, Suner IJ, Miller MP, Kangas TA, Palmberg PF, Flynn Jr HW. Endophthalmitis after filtering surgery with mitomycin. Arch Ophthalmol, 114(8): 943–9, 1996.

Katz GJ, Higginbotham EJ, Lichter PR, Skuta GL, Musch DC, Berstrom TJ, Johnson AT. Mitomycin C versus 5-fluorouracil in high-risk glaucoma filtering surgery. Extended follow-up. Ophthalmology, 102(9): 1623–9, 1995.

Lamping KA, Belkin JK. 5-Fluorouracil and mitomycin C in pseudophakic patients. Ophthalmology, 102(1):70–5, 1995.

Mietz H, Krieglstein GK. Use of a scleral shield for the application of mitomycin-C during trabeculectomy: preliminary clinical results. Ophthalmic-Surg-Lasers, 27(12): 989–94, 1996.

Morinelli EN, Sidoti PA, Heuer DK, Minckler DS, Baervaldt D, LaBree L, Lee PP. Laser suture lysis after mitomycin C trabeculectomy. Ophthalmology, 103(2):306–14, 1996.

Singh K, Egbert PR, Byrd S, Budenz DL, Williams AS, Decker JH, Dadize P. Trabeculectomy with intraoperative 5-fluorouracil vs mitomycin C. Am J Ophthalmol, 123(1): 48–53, 1997.

Smith MF, Doyle JW, Nguyen YH, Sherwood MB. Results of intraoperative 5-fluorouracil or lower dose mitomycin-C administration on initial trabeculectomy surgery. J Glaucoma, 6(2):104–10, 1997.

10. Kalziumantagonisten in der Langzeittherapie des Normaldruckglaukoms

Andreas G. Böhm, Lutz E. Pillunat

Einleitung

Lange Zeit wurde ein erhöhter intraokularer Druck als die einzige Ursache für eine glaukomatöse Schädigung des Sehnervenkopfes angenommen. Es läßt sich jedoch kein bestimmter Druckwert definieren, ab dem mit Sicherheit ein Glaukomschaden entsteht: So gibt es Individuen, bei denen es bereits bei einem normalen Augeninnendruck, also Druckwerten unter 21 mmHg, zu einer glaukomatösen Sehnervenschädigung kommt. Andere Individuen zeigen hingegen trotz eines über einen längeren Zeitraum erhöhten Augeninnendruckes keine glaukomatösen Veränderungen. Diese Beobachtungen legen den Verdacht nahe, daß eine Erhöhung des intraokularen Druckes nicht als der einzige pathogenetische Faktor bei der Entstehung eines glaukomatösen Sehnervenschadens betrachtet werden kann. Es muß somit noch eine Reihe anderer wichtiger Risikofaktoren für die Entstehung eines glaukomatösen Schadens geben (1, 2).

Neben Risikofaktoren wie Alter, Diabetes und einer neurodegenerativen Komponente wird insbesondere eine Störung der Sehnervenperfusion als pathogenetisch bedeutsam angesehen. Diese vaskuläre Theorie wurde bereits von Magitot und von Gräfe beschrieben (3, 4). Es gibt mittlerweile eine Reihe von Hinweisen, daß insbesondere bei dem Normaldruckglaukom hämodynamische Faktoren für die Entwicklung eines glaukomatösen Schadens von wesentlicher Bedeutung sind (5 – 7).

So wurden bei Patienten mit Normaldruckglaukom eine erhöhte Migräneinzidenz, eine erhöhte Gefäßreaktivität der Akren auf thermische Reize, arterielle Hypotonie, stumme Myokardischämie und reduzierte ciliare Perfusionsdrücke beschrieben (8 – 12). Harris und Mitarbeiter konnten mit der farbkodierten Dopplersonografie zeigen, daß Normaldruckglaukompatienten eine signifikant erniedrigte enddiastolische Blutflußgeschwindigkeit und einen erhöhten Gefäßwiderstand in der Arteria ophthalmica aufwiesen (13).

In den letzten Jahren wurde in zahlreichen experimentellen und klinischen Studien über eine wirkungsvolle Autoregulation des Sehnervenkopfes berichtet (14 – 19).

Ziel der Autoregulation ist es in einem Organ bzw. Gewebe trotz einer Änderung des Perfusionsdruckes, einen konstanten Blutfluß aufrecht zu erhalten. Solch eine Autoregulation ist z. B. für die cerebrale Blutversorgung beschrieben. Durch Vasokonstriktion und Vasodilatation wird die Perfusion trotz Änderung des systemischen Blutdruckes konstant gehalten.

Unter dieser Vorstellung könnte man ein Glaukom als eine Störung der Autoregulation bzw. als ein Regulationsdefizit betrachten, wie es 1975 bereits von Ernest postuliert wurde (20).

Eine Störung dieses Autoregulationsmechanismus wird zum Beispiel durch Arteriosklerose bewirkt. Durch die Zunahme der Wandsteifigkeit kommt es zu einer verminderten Kontraktilität und somit wird der Bereich, in dem eine Autoregulation erfolgen kann, deutlich geringer. Ähnliches gilt für Vasospasmen: Gefäße die bereits unter dem Einfluß eines vasokonstriktiven Stimulus stehen sind quasi schon vorkontrahiert und haben somit nur einen geringeren Regulationsspielraum. Somit bewirken auch Vasospasmen ein Autoregulationsdefizit.

In einer Studie von Rader und Mitarbeitern konnte gezeigt werden, daß eine deutlich erhöhte Inzidenz von peripapillären Gefäßen mit Vasokonstriktion bei Patienten mit Normaldruckglaukom und primär chronischem Offenwinkelglaukom besteht (21). Dieses weist nochmals deutlich auf die Bedeutung von Vasospasmen und des daraus resultierenden Autoregulationsdefizites bei der Entstehung einer glaukomatösen Sehnervenschädigung hin.

Welchen Einfluß Vasospasmen auf die Perfusion haben, ergibt sich aus dem Hagen-Poiseuille'schen Gesetz: Der Blutfluß ist der 4. Potenz des Radius direkt proportional. Schon eine geringe Änderung des Gefäßradius durch einen Vasospasmus bewirkt somit eine deutliche Verminderung des Blutflusses.

Es gibt verschiedene Ansätze zur Testung eines Organismus auf Vasospasmen. Gasser und Flammer wiesen periphere Vasospasmen nach, indem sie Probanden ihre Hand in Eiswasser tauchen ließen und die Perfusionsänderung mit-tels Kapillaroskopie der Nagelfalze bestimmten (22).

In der neurologischen Routinediagnostik erfolgt eine Untersuchung auf cerebrale Vasospasmen und die cerebrale Reservekapazität bei arteriosklerotischen Erkrankungen mit dem Kohlendioxidtest. Bei diesem Verfahren wird durch eine Erhöhung der inspiratorischen CO_2 Konzentration eine Vasodilatation provoziert und der cerebrale Blutfluß mittels transkranieller Dopplersonographie (TCD) bestimmt (23, 24).

Da die den Sehnerven versorgenden Blutgefäße den cerebralen Gefäßen vergleichbar sind, verwendeten wir in vorausgegangenen Studien dieses Testprinzip zum Nachweis von okulären Vasospasmen. Unter Atmung erhöhter Kohlendioxidkonzentrationen zeigten einige Patienten mit Normaldruckglaukom einen deutlichen Anstieg der okulären Pulsvolumina und eine Reduktion bestehender zentraler Gesichtsfelddefekte (25). Die anderen Normaldruckglaukompatienten zeigten hingegen weder hämodynamische noch funktionelle Unterschiede zu Normalpersonen unter Atmung erhöhter Kohlendioxidkonzentrationen (25, 26).

Diese Ergebnisse weisen darauf hin, daß bei zumindest einem Teil von Patienten mit Normaldruckglaukom ein okulärer Vasospasmus besteht, der durch die Applikation des potenten Vasodilatators Kohlendioxid gelöst werden kann.

Ziel der vorliegenden Studie war es nun zu untersuchen, ob es möglich ist, diesen akuten CO_2-Effekt durch medikamentöse Therapie zu verlängern und somit einen Ansatz für eine mögliche therapeutische Nutzung zu haben. Zu diesem Zweck mußte ein Medikament gewählt werden, das potentiell in der Lage ist, okuläre vasospastische Gefäße zu relaxieren. Von Kalziumantagonisten wie

Nifidepin ist bekannt, daß sie in der Lage sind, Vasospasmen zu lösen. So wird Nifidepin z. B. zur Therapie der sogenannten Prinzmetal-Angina eingesetzt (27). Im Hinblick auf okuläre Erkrankungen konnte in einer retrospektiven Studie gezeigt werden, daß bei Normaldruckglaukompatienten, die unter einer Nifidipintherapie standen, deutlich seltener Gesichtsfelddefekte auftraten, als in einer vergleichbaren Kontrollgruppe ohne Therapie (28). Kitazawa und Mitarbeiter konnten in einer weiteren Studie zeigen, daß die Gabe von Nifedipin zu einer Abnahme des mittleren Gesichtsfelddefektes bei Normaldruckglaukompatienten führte (29).

Da Nifidepin jedoch zu einer deutlichen Blutdrucksenkung führen kann und eine Hypotonie als möglicher Risikofaktor für einen Glaukomschaden diskutiert wird (9), favorisierten wir den Kalziumantagonisten Nimodipin, von dem keine nennenswerten Nebenwirkungen bekannt sind. Nimodipin ist lipophil, passiert daher leicht die Bluthirnschranke und ist somit hauptsächlich zentral wirksam (30). Außerdem reduziert Nimodipin den funktionellen Schaden nach einem Hirn-Insult und hat eine wesentlich stärkere vasodilatative Wirkung auf konstringierte Ziliararterien als Nifidepin (31, 32).

Material und Methoden

In einer prospektiven Studie untersuchten wir 33 Patienten mit beidseitigem Normaldruckglaukom mit manifesten Gesichtsfelddefekten. Das Durchschnittsalter betrug 61,9 Jahre. Es wurden 20 Frauen und 13 Männer untersucht. Keiner der Patienten stand unter systemischer Therapie mit einem Betablocker, Kalziumantagonisten oder sonstigen an-

tihypertensiven Medikamenten. Fünf Patienten litten an Diabetes mellitus II ohne eine okuläre Manifestation.

Alle Patienten wurden neurologisch voruntersucht, wobei sich kein Anhalt für eine neurologische Pathologie ergab. Die neurologische Untersuchung bestand aus einer körperlichen Untersuchung, einem Elektroenzephalogramm (EEG), einer Dopplersonographie der hirnzuführenden Arterien und einer Computertomographie des Kopfes (CCT), um neurologisch bedingte Gesichtsfelddefekte auszuschließen.

Alle Patienten wiesen ein beidseitiges Normaldruckglaukom auf. Ansonsten bestanden bis auf eine leichte Katarakt keine weiteren Augenerkrankungen. Alle topisch angewandten Medikamente wurden 8 Wochen vor Studienbeginn abgesetzt. Der intraokulare Druck lag bei allen Patienten ohne Therapie sowohl bei drei ambulanten als auch bei einer stationären Nacht- und Liegendmessung unter 21 mmHg. Die Patienten wiesen glaukomatöse Gesichtsfelddefekte auf, die mit der Schädigung des Sehnervenkopfes korrespondierten. Ein Gesichtsfelddefekt wurde als das Vorhandensein von 6 benachbarten Testpunkten mit einer Defekttiefe von mindestens −6 dB (Humphrey-Field-Analyzer Programm 30-2) definiert. Nach dem Zufallsprinzip wurde jeweils ein Auge für die Studie ausgewählt.

Alle Patienten wurden vor Aufnahme in die Studie über das Ziel der Studie und den jeweiligen Untersuchungen aufgeklärt. Die Studie wurde entsprechend der Richtlinien der Deklaration von Helsinki durchgeführt und ein schriftliches Einverständnis der Patienten eingeholt.

Zunächst wurde der intraokulare Druck applanationstonometrisch bestimmt. Danach wurden Blutdruck und Herzfrequenz als systemische Parameter untersucht. Der mittlere arterielle Blutdruck wurde entsprechend der Formel $RR_{mitt} = RR_{dia} + 0,42 (RR_{sys} - RR_{dia})$ berechnet (33).

Dann erfolgte die Messung der okulären Pulsamplituden und Pulsvolumina mit der Okulo-Oszillo-Dynamographie (OODG) (34–36). Die OODG ist ein pulsregistrierendes Verfahren, das der Okulo-Pneumoplethysmographie nach Gee sehr ähnlich ist (37). Bei der OODG wird der intraokulare Druck durch perilimbales Anlegen eines Saugnapfes mit einem Unterdruck von 30 mmHg um ca. 6 mmHg gesteigert. Die pulsabhängigen Oszillationen werden mit einem hochempfindlichen, elektrostatischen Kapazitätsumwandler gemessen und die entsprechenden Pulsamplituden registriert. Über ein externes Kalibrationssignal von 1 µl können aus den Pulsamplituden die entsprechenden Pulsvolumina berechnet werden.

Zuletzt erfolgte die Bestimmung der Gesichtsfelder mit den Humphrey-Field-Analyzer mit dem Programm 30-2. Als stabiles Ausgangsgesichtsfeld mußten von jedem Patienten zwei Gesichtsfelder mit einer maximalen Abweichung von weniger als +/− 1 dB der mittleren Abweichung vorliegen.

Die Auswertung der Gesichtsfelder erfolgte mit dem Humpfrey Statpak Programm.

Während der Untersuchungen atmete der Patient entweder Raumluft oder Carbogen (95 % Sauerstoff und 5 % Kohlendioxid) durch ein teilweise geschlossenes Maskensystem ein. Nach einer mindestens 60minütigen Pause wurden die Untersuchungen in der gleichen Reihenfolge unter der jeweils anderen Untersuchungsbedingung wiederholt, wobei der Patient nicht wußte, welches Gas

in das Atmungssystem eingeleitet wurde. Anschließend erhielten alle Probanden eine Medikation mit 2 × 30 mg Nimodipin per os für 18 Monate, wobei alle 3 Monate eine Kontrolle der Meßparameter unter normalen Raumluftbedingungen erfolgte.

Retrospektiv wurden die Patienten mittels des Carbogentestes in Responder und Nicht-Responder geteilt. Augen wurden als CO_2-Responder definiert, wenn die okulären Pulsvolumina in der OODG den Mittelwert eines gesunden Kontrollkollektivs einschließlich der zweifachen Standardabweichung überschritten.

Die Auswertung der OODG-Registrierungen und der Gesichtsfelder erfolgte ohne Kenntnis der Untersuchungsbedingungen bezüglich Raumluft, Carbogenatmung oder Nomodipintherapie.

Da bei der relativ kleinen Patientenanzahl nicht von einer Normalverteilung ausgegangen werden kann, erfolgte die Auswertung mit dem Kruskal-Willis Test. Mittels linearer Regressionsanalyse wurden Änderungen der okulären Pulsvolumina und der Gesichtsfelder verglichen.

Ergebnisse

Von den 33 untersuchten Patienten konnten die Daten von 31 Patienten in die Auswertung der Studie eingehen. Ein Patient mußte aus der Studie aufgrund einer erforderlichen Veränderung der systemischen Medikation ausgeschlossen werden. Ein weiterer Patient stellte sich nach dreimonatiger Therapie mit Nimodipin nicht mehr vor.

Die okulären Pulsamplituden und Pulsvolumina stiegen unter Carbogenatmung von 4,92 mm (0,29 µl) auf

8,57 mm (0,52 µl) an. Dieser Anstieg war statistisch signifikant. Da sich bei der Einzelbetrachtung der okulären Pulsvolumina ein inhomogenes Verteilungsmuster ergab, wurden die Normaldruckglaukompatienten in zwei Gruppen eingeteilt. Als Referenz wurde der in einer früheren Studie gemessene Anstieg der okulären Pulsvolumina von gesunden Normalprobanden unter Kohlendioxidrückatmung von 0,14 +/− 0,03 µl verwendet (38). Wie bereits erwähnt, wurde ein Patient als CO_2-Responder (positive CO_2-Reaktivität) definiert, wenn der Anstieg des okulären Pulsvolumen signifikant größer war als der mittlere Anstieg plus doppelter Standardabweichung bei Normalprobanden (s. Abb. 10.3). War der Anstieg des okulären Pulsvolumen nicht größer, so wurde der Patient als Non-CO_2-Responder (negative CO_2-Reaktivität) definiert. Nach dieser Definition wurden 13 Patienten in die Gruppe der CO_2-Responder und 18 Patienten in die Gruppe der Non-CO_2-Responder eingeschlossen. Der Unterschied der Zunahme der okulären Pulsvolumina war zwischen den beiden Gruppen hoch signifikant ($p = 0,0012$). Die Verteilung der demographischen Parameter war in beiden Gruppen ähnlich, wobei die Patienten mit positiver CO_2-Reaktivität tendenziell etwas jünger und einen geringeren Sehnervenschaden aufwiesen. Der mittlere Gesichtsfelddefekt und der intraokulare Druck waren in beiden Gruppen vergleichbar (Tab. 10.1).

Der intraokulare Druck zeigte in beiden Gruppen einen geringen Abfall unter CO_2-Atmung, der statistisch nicht signifikant war ($p > 0,05$). Unter Nimodipintherapie blieb der intraokulare Druck in beiden Gruppen konstant. Der mittlere arterielle Blutdruck sank in beiden Gruppen unter Carbogenatmung und Nimodipintherapie geringfügig ab. Diese Veränderungen waren jedoch statistisch nicht signifikant ($p > 0,05$). Die Herzfrequenz blieb in beiden Gruppen sowohl unter Carbogenatmung als auch unter Nimodipintherapie unverändert (Tab. 10.2).

Die Gesichtsfelder zeigten bei Betrachtung des Gesamtkollektivs unter Carbogenatmung eine statistisch signifikante Verbesserung ($p < 0,05$) der mittleren Abweichung (MD), des Inhomogenitätsindexes (PSD) und des korrigierten Inho-

Tabelle 10.1: Demographische Daten der Normaldruckglaukompatienten aufgeteilt in CO_2-Responder und Non-CO_2-Responder.

	Demographische Daten	
	CO_2-Responder	Non-CO_2-Responder
Anzahl	13	18
Alter [Jahre]	58,5	63,6
männlich	5	7
weiblich	8	11
Mittlerer Gesichtsfelddefekt (MD) [dB]	− 9,4	− 8,88
c/d-Verhältnis	0,61	0,73
Arterieller Mitteldruck (RR_{mitt}) [mmHg]	105,3	106,4
Herzfrequenz [n/min]	79,8	79,1
Intraokularer Druck [mmHg]	15,5	14,9
vasospastische Anamnese (Migräne, kalte Hände und Füße)	8	9

Tabelle 10.2: Mittlerer Blutdruck (RR_{mitt}), Herzfrequenz (HF) und intraokularer Druck (IOD) angegeben als Mittelwert $\pm$ Standardabweichung. (CO_2) + = CO_2-Responder, (CO_2) – = Non-CO_2-Responder.

	RR_{mitt} [mmHg]		HG [n/min]		IOD [mmHg]	
	(CO_2) +	(CO_2) –	(CO_2) +	(CO_2) –	(CO_2) +	(CO_2) –
Raumluft	10,53 ± 9,6	106,4 ± 9,1	79,8 ± 4,7	79,1 ± 4,3	15,5 ± 2,0	14,9 ± 2,0
Carbogen	103,1 ± 8,9	104,5 ± 8,9	80,1 ± 5,1	79,7 ± 4,9	15,0 ± 1,8	14,2 ± 2,1
Nimodipin 3 Monate	104,2 ± 9,0	105,0 ± 8,8	80,0 ± 5,0	79,3 ± 4,7	15,2 ± 1,9	14,8 ± 1,6
Nimodipin 6 Monate	105,1 ± 8,9	105,3 ± 8,8	79,8 ± 4,9	78,6 ± 4,8	14,3 ± 1,4	15,0 ± 1,7
Nimoddipin 9 Monate	104,1 ± 8,7	105,0 ± 8,9	79,1 ± 4,9	78,9 ± 4,9	15,4 ± 1,7	15,0 ± 1,6
Nimodipin 12 Monate	104,8 ± 8,3	103,9 ± 8,1	80,1 ± 4,6	79,5 ± 4,8	14,9 ± 1,8	15,1 ± 1,6
Nimodipin 15 Monate	104,1 ± 8,8	103,4 ± 8,1	78,9 ± 4,9	79,1 ± 4,7	15,0 ± 1,4	15,4 ± 1,8
Nimodipin 18 Monate	105,1 ± 8,9	104,8 ± 8,4	79,3 ± 4,7	79,0 ± 4,6	15,3 ± 1,3	15,1 ± 1,5

Tabelle 10.3: Gesichtsfeldparameter während Raumluftatmung, Carbogenatmung und unter Nimodipintherapie angegeben als Mittelwert $\pm$ Standardabweichung. MD = mittlere Abweichung, PSD = Inhomogenitätsindex, CPSD = korrigierter Inhomogenitätsindex, (CO_2) + = CO_2-Responder, (CO_2) – = Non-CO_2-Responder.

	Gesichtsfeldparameter					
	MD [dB]		PSD [dB]		CSPD [dB]	
	(CO_2) +	CO_2) –	(CO_2) +	CO_2) –	(CO_2) +	CO_2) –
Raumluft	−9,4 ± 4,7	−8,9 ± 4,1	6,0 ± 2,0	5,7 ± 1,9	5,3 ± 2,0	5,0 ± 2,0
Carbogen	−5,0 ± 3,7	−7,0 ± 4,1	3,2 ± 1,1	4,5 ± 1,5	2,8 ± 1,1	3,9 ± 1,6
Nimodipin 3 Monate	−5,5 ± 3,7	−7,4 ± 4,0	3,3 ± 1,1	4,4 ± 1,5	2,9 ± 1,3	3,9 ± 1,5
Nimodipin 6 Monate	−5,5 ± 3,6	−7,4 ± 3,9	3,6 ± 1,2	4,8 ± 1,5	3,1 ± 1,4	4,2 ± 1,7
Nimodipin 9 Monate	−5,5 ± 3,5	−7,4 ± 3,8	3,5 ± 1,2	4,7 ± 1,5	3,1 ± 1,4	4,1 ± 1,6
Nimodipin 12 Monate	−5,6 ± 3,4	−7,6 ± 3,9	3,4 ± 1,1	4,6 ± 1,5	3,0 ± 1,3	4,0 ± 1,6
Nimodipin 15 Monate	−5,6 ± 3,2	−7,7 ± 3,7	3,6 ± 1,2	4,9 ± 1,6	3,1 ± 1,4	4,3 ± 1,8
Nimodipin 18 Monate	−5,6 ± 3,3	−7,6 ± 3,8	3,5 ± 1,2	4,7 ± 1,5	3,0 ± 1,3	4,1 ± 1,6

mogenitätsindexes (CPSD). Bei Aufteilung in die beiden Gruppen zeigte sich für die Gruppe der CO_2-Responder eine statistisch signifikante Verbesserung der drei Gesichtsfeldparameter, wohingegen die Verbesserung für die Gruppe Non-CO_2-Responder nicht signifikant war (Tab. 10.3, Abb. 10.1).

Nach dreimonatiger Nimodipintherapie kam es bei den CO_2-Respondern zu einer ca. 10 %igen Abnahme der Gesichtsfeldparameter im Vergleich zu dem initialen Carbogeneffekt. Diese Abnahme war aber statistisch nicht signifikant. Im Vergleich zu den Ausgangswerten unter Raumluftbedingungen zeigte sich in dieser Gruppe eine statistisch signifikante Verbesserung der durchschnittlichen mittleren Abweichung (MD) (p = 0,041). Während der gesamten 18monatigen Nimodipintherapie blieben die Gesichtsfeldparameter stabil und zeigten zu jedem Zeitpunkt statistisch signifikant bessere Werte als die Ausgangswerte unter Raumluftbedingungen (Abb. 10.1, Tab. 10.3).

Auch in der Gruppe der Non-CO_2-Responder kam es nach dreimonatiger Ni-

Mittlere Abweichung (MD)

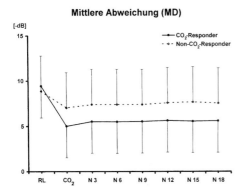

Okuläre Pulsvolumina

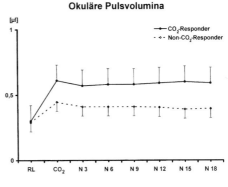

Abbildung 10.1: Darstellung der Mittelwerte und Standardabweichungen der Mittleren Abweichung (MD) der Gesichtsfelder während Raumluftatmung (RL), Carbogenatmung (CO_2) und nach 3monatiger (N3) bis nach 18monatiger Nimodipintherapie (N18) aufgeteilt in CO_2-Responder und Non-CO_2-Responder.

Abbildung 10.2: Darstellung der Mittelwerte und Standardabweichungen der okulären Pulsvolumina während Raumluftatmung (RL), Carbogenatmung (CO_2) und nach 3monatiger (N3) bis nach 18monatiger Nimodipintherapie (N18) aufgeteilt in CO_2-Responder und Non-CO_2-Responder.

modipintherapie zu einer geringfügigen Verschlechterung der Gesichtsfeldparameter im Vergleich zu dem initialen Carbogeneffekt, die statistisch nicht signifikant war. Im Vergleich zu den Ausgangswerten unter Raumluftbedingungen zeigte sich eine ca. 15 %ige Verbesserung der Gesichtsfeldparameter, die jedoch statistisch nicht signifikant war (p > 0,05). Während der gesamten 18-monatigen Nimodipintherape waren die Gesichtsfeldparameter besser als die Ausgangswerte unter Raumluftbedingungen, wobei diese Verminderung jedoch zu keinem Zeitpunkt statistisch signifikant war (Abb. 10.1, Tab. 10.3).

Die durchschnittliche Patienten-Zuverlässigkeit zeigte beim Vergleich der beiden Gruppen zu keinem Untersuchungszeitpunkt deutliche Unterschiede. In der Gruppe der CO_2-Responder fiel eine geringfügig größere Häufung von „falsch positiven Antworten" auf (Tab. 10.4).

Die okulären Pulsamplituden und Pulsvolumina zeigten, wie bereits erwähnt, unter Carbogenatmung eine Zunahme, die per definitionem in der Gruppe der CO_2-Responder größer ausfiel als bei den Non-CO_2-Respondern (Abb. 10.2, Abb. 10.3).

In der Gruppe der CO_2-Responder zeigte sich nach dreimonatiger Nimodipintherapie eine Abnahme der Pulsvolumina von ca. 7 % im Vergleich zu dem initialen Carbogeneffekt. Die okulären Pulsvolumina und Pulsamplituden blieben über die gesamte 18monatige Nimodipintherapie konstant und wiesen zu jedem Zeitpunkt statistisch signifikant höhere Meßwerte auf als die Ausgangswerte unter Raumluftbedingungen (Abb. 10.2, Abb. 10.3).

In der Gruppe der Non-CO_2-Responder zeigte sich nach dreimonatiger Nimodipintherapie im Vergleich zu dem initialen CO_2-Effekt ebenfalls ein leichter Abfall der okulären Pulsvolumina und Pulsamplituden, der statistisch nicht signifikant war. Über den gesamten Zeit-

Table 10.4: Arithmetische Mittelwerte der Fixationsverluste, falsch positiver Antworten und falsch negativer Antworten während der Gesichtsfelduntersuchung mit dem Humphrey-Field-Analyzer (Programm 30-2). $(CO_2) +$ = CO_2-Responder, (CO_2) – = Non-CO_2-Responder.

| | Zuverlässigkeit der Gesichtsfelder | | | | | |
| | Fixationsverluste [%] | | falsch positiv [%] | | falsch negativ [%] | |
	$(CO_2) +$	(CO_2) –	$(CO_2) +$	(CO_2) –	$(CO_2) +$	(CO_2) –
Raumluft	16,0	15,8	1,6	1,5	18,4	17,9
Carbogen	19,3	18,5	1,7	1,7	19,1	18,9
Nimodipin 3 Monate	16,5	16,0	1,7	1,6	18,0	18,2
Nimodipin 6 Monate	16,0	15,6	1,8	1,5	17,5	18,0
Nimodipin 9 Monate	15,5	16,2	1,7	1,7	17,2	17,8
Nimodipin 12 Monate	16,0	16,6	1,9	1,6	17,5	17,5
Nimodipin 15 Monate	16,1	16,5	1,7	1,6	17,1	17,5
Nimodipin 18 Monate	15,3	16,0	1,7	1,6	17,4	17,6

raum von 18 Monten unter Nimodipintherpaie waren die okulären Pulsvolumina und Pulsamplituden höher als die Ausgangswerte unter Raumluftbedingungen. Diese Unterschiede waren jedoch zu keinem Zeitpunkt statistisch signifikant (Abb. 10.2, Abb. 10.3).

Bei Vergleich der Gesichtsfeldveränderungen und der Zunahme der okulären Pulsvolumina zeigten die CO_2-Responder unter Carbogenatmung eine signifikante Korrelation ($r = 0,56$; $p = 0,036$). Unter Nimodipintherapie wurde diese Korrelation noch ausgeprägter ($r = 0,69$ nach 6 Monaten). Die Korrelation zwischen der Zunahme der okulären Pulsvolumina und der Gesichtsfeldveränderungen konnten zu jedem Untersuchungszeitpunkt nachgewiesen werden (Tab. 10.5, Abb. 10.4).

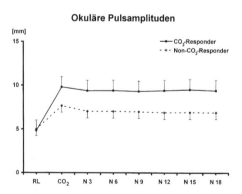

Abbildung 10.3: Darstellung der Mittelwerte und Standardabweichungen der okulären Pulsamplituden während Raumluftatmung (RL), Carbogenatmung (CO_2) und nach 3monatiger (N3) bis nach 18monatiger Nimodipintherapie (N18) aufgeteilt in CO_2-Responder und Non-CO_2-Responder.

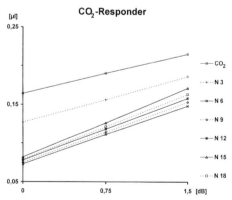

Abbildung 10.4: Darstellung der Regressionsgeraden der Differenzen der okulären Pulsvolumina (delta OPV) [µl] und der Gesichtsfeldveränderungen (delta MD) [dB] der CO_2-Responder unter Carbogenatmung (CO_2) und nach 3monatiger (N3) bis nach 18monatiger (N18) Nimodipintherapie im Vergleich zu den Ausgangswerten unter Raumluftatmung.

Tabelle 10.5: Gleichungen der Regressionsgeraden, die den Vergleich der Gesichtsfeldveränderungen mit der Zunahme der okulären Pulsvolumina gegenüber den Ausgangswerten darstellen. Normaldruckglaukompatienten aufgeteilt in CO_2-Responder und Non-CO_2-Responder.

	Lineare Regressionsanalyse CO_2-Responder	Non-CO_2-Responder
Carbogen	$f(x) = 0,164 + 0,034x$ $r = 0,56$ $p < 0,05$	$f(x)$ 0 $0,157 - 0,005x$ $r = -0,0056$ $p > 0,05$
Nimodipin 3 Monate	$f(x) = 0,127 + 0,039x$ $r = 0,60$ $p < 0,05$	$f(x) = 0,147 - 0,018x$ $r = -0,19$ $p > 0,05$
Nimodipin 6 Monate	$f(x) = 0,073 + 0,050x$ $r = 0.69$ $p < 0,01$	$f(x) = 0,176 - 0,035x$ $r = -0,39$ $p > 0,05$
Nimodipin 9 Monate	$f(x) = 0,075 + 0,052x$ $r = 0,67$ $p < 0,01$	$f(x) = 0,167 - 0,027x$ $r = -0,33$ $p > 0,05$
Nimodipin 12 Monate	$f(x) = 0,078 + 0,053x$ $r = 0,67$ $p < 0,01$	$f(x) = 0,144 - 0,021x$ $r = -0,27$ $p > 0,05$
Nimodipin 15 Monate	$f(x) = 0,082 + 0,059x$ $r = 0,68$ $p < 0,01$	$f(x) = 0,154 - 0,019x$ $r = -0,20$ $p > 0,05$
Nimodipin 18 Monate	$f(x) = 0,079 + 0,056x$ $r = 0,67$ $p < 0,01$	$f(x) = 0,151$ $0,05 - 0,021x$ $r = -0,22$ $p > 0,05$

Tabelle 10.6: Arithmetische Mittelwerte der endexpiratorischen Kohlendioxidkonzentrationen während Raumluft und Carbogenatmung der Normaldruckglaukompatienten aufgeteilt in CO_2-Responder und Non-CO_2-Responder.

	Endexpiratorische Kohlendioxidkonzentrationen [%]	
	CO_2-Responder	Non-CO_2-Responder
Raumluft	$5,3 \pm 0,4$	$5,4 \pm 0,4$
Carbogen	$6,5 \pm 0,5$	$6,6 \pm 0,4$

Die CO_2-Responder zeigten bei Vergleich der Gesichtsfeldveränderungen und der Zunahme der okulären Pulsvolumina unter Carbogenatmung keine signifikante Korrelation ($r = -0,005$; $p > 0,05$). Auch während der gesamten Nimodipintherapie zeigte sich bei den Non-CO_2-Respondern keine Korrelation zwischen diesen beiden Parametern (Tab. 10.6, Abb. 10.5).

Diskussion

In der vorliegenden Studie konnte gezeigt werden, daß Normaldruckglaukompatienten einen funktionellen Anstieg der Gesichtsfelder und der okulären Pulsvolumina unter Carbogenatmung erzielen, der durch den zentral wirksamen Kalziumantagonisten Nimodipin über 18 Monate erhalten werden konnte.

Aus früheren Studien ist bekannt, daß die Inspiration von erhöhten CO_2-Konzentrationen zu einer Zunahme der oku-

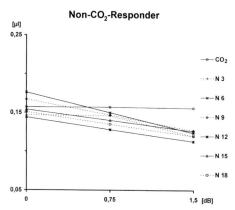

Abbildung 10.5: Darstellung der Regressionsgeraden der Differenzen der okulären Pulsvolumina (delta OPV) [μl] und der Gesichtsfeldveränderungen (delta MD) [dB] der Non-CO_2-Responder unter Carbogentamung (CO_2) und nach 3monatiger (N3) bis nach 18monatiger (N18) Nimodipintherapie im Vergleich zu den Ausgangswerten unter Raumluftatmung.

lären Pulsvolumina führt. So konnten Pillunat und Mitarbeiter zeigen, daß eine CO_2-Rückatmung bei gesunden Normalprobanden zu einem 39 %igen Anstieg der okulären Pulsvolumina führt (38). Dieser Anstieg fiel bei Normaldruckglaukompatienten höher aus, wobei einige Patienten eine deutlich höhere Reaktivität auf Carbogen zeigten als andere (26). Diese Beobachtung wurde durch unsere Ergebnisse bestätigt. Demnach scheinen einige Normaldruckglaukompatienten eine erhöhte Empfindlichkeit gegenüber einer durch Kohlendioxid induzierten Vosodilatation aufzuweisen.

Die von uns verwendete Versuchsanordnung des Kohlendioxidtestes ist mit der Versuchsanordnung in der neurologischen Routinediagnostik identisch (23, 24). So verwendeten wir ein Gasgemisch aus 95 % Sauerstoff und 5 % CO_2. Da eine erhöhte Sauerstoffkonzentration jedoch den Kohlendioxideffekt an okulären Gefäßen antagonisieren kann (39 –

42), sollten Studien mit geringeren Sauerstoffkonzentrationen durchgeführt werden, um den CO_2-Effekt ggf. noch steigern zu können.

Der Vasokonstriktorentonus wird in kleinen Blutgefäßen unter anderem durch den Kalziumgehalt von glatten Muskelzellen der Gefäßwand bestimmt. Aus diesem Grund werden von einigen Autoren Kalziumantagonisten zur Behandlung eines okulären Vasospasmus empfohlen (22, 43). Netland und Mitarbeiter konnten in einer retrospektiven Studie zeigen, daß sich das zentrale Gesichtsfeld bei Normaldruckglaukompatienten unter Nifedipintherapie signifikant weniger verschlechterte als bei Patienten mit einem Hochdruckglaukom (28). Kitazawa konnte bei 12 Normaldruckglaukompatienten eine durchschnittliche Gesichtsfeldverbesserung von 22 % nach Applikation des Kalziumantagonisten Nifidepin zeigen (29). In der vorliegenden Studie wurde Nimodipin verwendet, ein zentral wirksamer Kalziumantagonist. Bei Betrachtung des Gesamtkollektivs zeigte sich eine durchschnittliche Gesichtsfeldverbesserung von 25 %, die den Ergebnissen von Kitazawa ungefähr entspricht. Bei Aufteilung des Gesamtkollektivs in CO_2-Responder und Non-CO_2-Responder anhand des Kohlendioxidtests wird dieser Effekt noch deutlicher. So zeigten die CO_2-Responder nach 18monatiger Nimodipintherapie eine Verbesserung der Gesichtsfeldparameter von 41 %, wohingegen die Non-CO_2-Responder nur eine Verbesserung um 14 % zeigten. Demnach scheint der Kohlendioxidtest diejenigen Normaldruckglaukompatienten zu identifizieren, die an einem okulären Vasospasmus leiden und möglicherweise von einer langfristigen Therapie mit einem Kalziumantagonisten profitieren.

Der durch die Nimodipintherapie bewirkte Anstieg der okulären Pulsvolumina und der Gesichtsfelder fiel bei beiden Gruppen geringer aus als der initiale Kohlendioxideffekt. Diese Differenz könnte dadurch verursacht sein, daß Kohlendioxid im wesentlichen über eine endotheliale Freisetzung von Stickoxid und der daraus resultierenden perivaskulären und intrazellulären pH-Änderung auf cerebrale Arteriolen und kleine Arterien wirkt (44–46).

Sowohl die Inspiration von Gasgemischen als auch die systemische Gabe von einem zentral wirksamen Kalziumantagonisten kann nicht nur die okuläre Zirkulation beeinflussen, sondern insbesondere auch die cerebrale Zirkulation. Da die Gesichtsfeldverbesserungen eng mit der Zunahme der okulären Pulsvolumina korreliert waren und die Gesichtsfelddefekte mit der Papille korrespondierten und nicht zentralen Ursprungs waren, erscheint es unwahrscheinlich daß die Gesichtsfeldverbesserung auf einem rein zentralen Mechanismus zurückgeführt werden kann. Auch eine systemische Ursache der Gesichtsfeldverbesserung scheint unwahrscheinlich, da die systemischen Parameter Blutdruck und Herzfrequenz unverändert blieben.

Demnach scheinen die Gesichtsfeldverbesserungen durch eine Veränderung der okulären Hämodynamik verursacht zu sein.

Die von uns bestimmten hämodynamischen Parameter okuläre Pulsamplitude und Pulsvolumen repräsentieren die Zirkulationsverhältnisse des gesamten Auges. Da die retinale als auch die Perfusion des Sehnervenkopfes nur einen betragsmäßig geringen Anteil an der Gesamtperfusion ausmachen, repräsentieren die okulären Pulsamplituden und Pulsvolumina hauptsächlich chorioidale Pulsationen (35, 36). Dennoch war dieser Meßparameter in der Lage die Patienten zu identifizieren, die an einer okulären Perfusionsstörung leiden, die durch die Gabe von Carbogen oder Nimodipin gebessert werden konnte.

Aus unseren Ergebnissen läßt sich nicht ableiten, in welcher anatomischen Struktur die Perfusionsstörung zu lokalisieren ist. Daher sollte in weiteren Studien die Untersuchung der Auswirkung von Kohlendioxid und Nimodipin insbesondere auf die Durchblutung des Sehnervenkopfes erfolgen.

Bei Durchführung von Gesichtsfelduntersuchungen und insbesondere bei Beurteilung von Änderungen des Gesichtsfeldes besteht die Gefahr, daß Artefakte, Übungseffekte oder Kurz- und Langzeitfluktuationen die Ergebnisse verfälschen. Auch in der vorliegenden Studie kann dieser Einfluß nicht mit Sicherheit ausgeschlossen werden. Da die Patienten vor Studienbeginn zwei vergleichbare Ausgangsgesichtsfelder aufweisen mußten und die Zuverlässigkeit der Patientenantworten in beiden Gruppen vergleichbar waren, erscheint es jedoch sehr unwahrscheinlich, daß dieses einen wesentlichen Einfluß auf die unterschiedliche Gesichtsfeldveränderung in beiden Kollektiven hatte.

Während des ersten Versuchsteiles waren die Patienten bezüglich der Atemgasapplikation maskiert, d. h. sie wußten nicht ob sie Raumluft oder eine erhöhte Kohlendioxidkonzentration inspirierten. Da die Atmung von CO_2 möglicherweise unangenehm ist, kann nicht von einer vollständigen Maskierung ausgegangen werden. Da jedoch kein Patient unter Carbogenatmung eine Untersuchung aufgrund etwaiger Mißempfindungen abbrach, scheint es unwahrscheinlich, daß dies einen wesentlichen Einfluß auf die Ergebnisse hatte.

Zusammengefaßt läßt sich sagen, daß es in der inhomogenen Gruppe der Patienten mit Normaldruckglaukom einen Anteil an Patienten gibt, der eine höhere Reaktivität auf CO_2 aufweist als Gesunde und andere Normaldruckglaukompatienten.

Wir konnten zeigen, daß eine enge Korrelation zwischen hämodynamischen Veränderungen und funktionellen Änderungen unter CO_2-Atmung bestehen.

Bei Patienten mit Normaldruckglaukom und einer positiven Reaktivität auf CO_2 (die sogenannten CO_2-Responder) kann das zentrale Gesichtsfeld unter Therapie mit dem zentral wirksamen Kalziumkanalblocker Nimodipin deutlich verbessert und über 18 Monate stabilisiert werden. Selbst Normaldruckglaukompatienten mit einer negativen CO_2-Reaktivität zeigten während der 18-monatigen Nimodipintherapie stabile Befunde. Der CO_2-Test scheint ein nützliches Verfahren zu sein, die Normaldruckglaukompatienten herauszufinden, die besonders von einer systemischen Nimodipintherapie profitieren.

Zusammenfassung

Hintergrund: In früheren Studien konnte bei 30 % der Patienten mit Normaldruckglaukom unter Inspiration einer erhöhten Kohlendioxidkonzentration (endexpiratorische CO_2-Konzentration: 6,5 %) ein signifikanter Anstieg der okulären Pulsvolumina und eine signifikante Verbesserung des zentralen Gesichtsfeldes gezeigt werden. Ziel der vorliegenden Studie war es zu untersuchen, ob ein ähnlicher Effekt durch die Applikation eines zentral wirksamen Kalziumantagonisten (Nimodipin) erreicht werden kann und ob ein Zusammenhang zwischen der okulären Kohlendioxidreaktivität und der Wirkung des Nimodipin besteht.

Material und Methoden: Es wurden 31 Augen von 31 Patienten mit Normaldruckglaukom untersucht (Altersdurchschnitt: 61,9 Jahre, keine medikamentöse Therapie). Meßparameter waren die mit der Okulo-Oszillo-Dynamographie gemessenen okulären Pulsamplituden und Pulsvolumina und die mit dem Humphrey-Field-Analyzer (Programm 30-2) bestimmten zentralen Gesichtsfelder. Zusätzlich wurde der intraokulare Druck applanationstonometrisch gemessen. Als systemische Parameter wurden der mittlere Blutdruck und die Herzfrequenz bestimmt. Die Untersuchungen wurden unter Atmung von Raumluft oder Carbogen (= CO_2Rückatmung) zunächst durch ein teilweise geschlossenes Maskensystem durchgeführt. Alle Patienten erhielten nach der Eingangsuntersuchung eine Dauer-Medikation von 3 × 20 mg Nimodipin per os täglich und die Untersuchungen wurden unter Raumluftbedingungen in 3monatigem Abstand wiederholt. Die mittlere Therapiedauer betrug 18 Monate. Die statistische Auswertung erfolgte mittels Kruskal-Willis-Test und linearer Regressionsanalyse.

Ergebnisse: 13 Patienten (= CO_2-Responder) zeigten unter Carbogenatmung im Vergleich zur Untersuchung bei Raumluft eine signifikante Verbesserung der zentralen Gesichtsfelder (delta x = 4,43 dB) und einen signifikanten Anstieg der okulären Pulsvolumina (delta x = 0,31 µl). Bei den anderen 18 Patienten (Non-CO_2-Responder) zeigte sich hingegen ein Anstieg der okulären Pulsvolumina, der dem Ergebnis der Normalpersonen unter Kohlendioxidrückatmung vergleichbar war. Die zentralen Gesichtsfelder zeigten unter Kohlendioxidrückatmung bei den Non-CO_2-Respondern keine signifikanten Veränderungen. Nach 18monatiger Nimodipintherapie fand sich bei Patienten mit positiver Kohlendioxidreaktivität ein signifikanter Anstieg der okulären Pulsvolumina. Verglichen mit den Ausgangswerten zeigte sich in dieser Gruppe auch eine signifikante Verbesserung der zentralen Gesichtsfelder (delta x = 3,84 dB). Bei den Non-CO_2-Respondern fand sich hingegen unter Nimodipintherapie keine signifikante Verbesserung des zentralen Gesichtsfeldes im Vergleich zu den Ausgangswerten (delta x = 1,33 dB). Die okulären Pulsvolumina zeigten in dieser Gruppe auch einen Ansteig, der jedoch deutlich geringer als bei den CO_2-Respondern ausfiel. Bei Patienten mit positiver Kohlendioxidreaktivität konnte eine statistisch signifikante positive Korrelation zwischen dem Betrag der Gesichtsfeldverbesserung und der Zunahme der okulären Pulsvolumina nachgewiesen werden ($r = 0,67$; $p < 0,01$). Bei den Non-CO_2-Respondern waren diese beiden Parameter hingegen nicht signifikant miteinander korreliert ($r = -0,22$; $p = 0,13$). Sowohl der intraokulare Druck als auch der mittlere arterielle Blutdruck und die Herzfrequenz zeigten in beiden Gruppen während der Nimodipintherapie keine signifikanten Veränderungen.

Schlußfolgerung: Die Ergebnisse weisen daraufhin, daß einige Patienten mit Normaldruckglaukom unter einem okulären Vasospasmus leiden, der durch die Gabe des potenten Vasodilatators Kohlendioxid entspannt werden kann. Ein signifikanter Anstieg der okulären Pulsvolumina und eine Verbesserung des zentralen Gesichtsfeldes unter Kohlendioxidrückatmung weisen auf eine mögliche vasospastische Disposition des Normaldruckglaukompatienten hin, die durch eine langfristige Nimodipintherapie positive beeinflußt werden kann.

Literatur

1. *Anderson DR* (1982): The posterior segment of glaucomatous eyes. In: Basic aspects of glaucoma research: 167 – 190. Editor: E. Luetjen-Drecoll. Schattauer, Stuttgart/New York.
2. *Anderson DR* (1983): The mechanisms of damage of the optic nerve. In: Glaucoma update II: 89 – 93. Editors: GK Krieglstein and W. Leydecker. Springer Verlag, Heidelberg.
3. *Magitot A* (1908): Contribution a l'etude de la circulation arterielle et lymphatique du nerf optique et du chiasme. These, Paris.
4. *von Graefe A* (1892): Ueber die glaukomatoese der Natur der Amaurose mit Sehnervenexcavation und ueber die Klassifikation der Glaukome. Graefes Arch Clin Exp Ophthalmol 8:27 – 297.
5. *Drance SM* (1972): Some factors in the production of low tension glaucoma. Brit J Ophthalmol 56:229 – 242.
6. *Lee SS, Schwartz B* (1992): Role of the temporal cilioretinal artery in retaining central viaual field in open angle glaucoma. Ophthalmology 99:696 – 699.
7. *Pillunat LE, Stodtmeister R, Wilmanns I* (1987): Pressure compliance of the optic nerve head in low tension glaucoma. Br J Ophthalmol 71:181 – 187.
8. *Drance SM, Douglas GR, Wijsman K, Schulzer M, Britton RJ* (1988): Response of Blood Flow to Warm and Cold in Normal and Low-Tension Glaucoma Patients. Am J Ophthalmol 105:35 – 39.
9. *Hayreh SS, Zimmermann MB, Podhajski P, Alward WLM* (1994): Nocturanl arterial hypotension and its role in optic nerve head and ocular ischemic disorders. Am J Ophthalmol 117:603 – 624.
10. *Kaiser HJ, Flammer J* (1993): Silent myocardial ischemia in glaucoma patients. Ophthalmologica 207:6 – 8.
11. *Phelps CD, Corbett JJ* (1985): Migraine and low-tension glaucoma. A case-control study. Invest Ophthalmol Vis Sci 26, 8:1105 – 1108.
12. *Pillunat LE, Stodtmeister R, Marquardt R, Mattern A* (1989): Ocular perfusion pressures in different types of glaucoma. Intern Ophthalmol 13:37 – 42.
13. *Harris A, Sergott RC, Spaeth GL, Katz JL, Shoemaker JA, Martin BJ* (1994): Color Doppler Analysis of Ocular Vessel Blood Velocity in Normal Tension Glaucoma. Am J Ophthalmol 118:642 – 649.
14. *Gejer C, Bill A* (1979): Effects of raised intraocular pressure on retinal, prelaminar, laminar and retrolaminaroptic nerve blood flow in monkeys. Invest Ophthalmol Vis Sci 18:1030 – 1040.
15. *Hayreh SS* (1997): Factors Influencing Blood Flow in the Optic Nerve Head J Glaucoma Vol. 6, No. 6:412 – 425.
16. *Pillunat LE, Anderson DR, Knighton RW, Joos KM, Feuer WJ* (1997): Autoregulation of Human Optic Nerve Head Circulati-

on in Response to Increased Intraocular pressure. Exp Eye Res.

17. *Sossi N, Anderson DR* (1983): Effect of elevated intraocular pressure on blood flow; occurrence in cat optic nerve head studied with iodoantipyrine I 125. Arch Ophthalmol 101:98–101.

18. *Weinstein JM, Duckrow RB, Beard D, Brennan RW* (1983): Regional optic nerve blood flow and its autoregulation. Invest Ophthalmol Vis Sci 24:1559–1565.

19. *Weinstein JM, Funsch D, Page RB, Brennan RW* (1982): Optic nerve blood flow and ist regulation. Invest Ophthalmol Vis Sci 23:640–645.

20. *Ernest JT* (1975) Pathogenesis of glaucomatous optic nerve disease. Trans Am Ophthalmol Soc 73:366–388.

21. *Rader J, Feuer WJ, Anderson DR* (1994): Peripapillary Vasoconstriction in the Glaucomas and the Anterior Ischemic Optic Neuropathies. Am J Ophthalmol 117:72–80.

22. *Gasser P, Flammer J* (1991): Blood-Cell Velocity in the Nailfold Capillaries of Patients With Normal-Tension and High-Tension Glaucoma. Am J Ophthalmol 111:585–588.

23. *Widder B* (1985): Der CO_2-Test zur Erkennung haemodynamisch kritischer Carotisstenosen mit der transkraniellen Dopplersonographie. Dtsch Med Wschr 110: 1553–1561.

24. *Widder B, Paulat K, Hackspacher J, Mayr E* (1986): Transcranial doppler CO_2 test for the detection of hemodynamically relevant carotid artery stenosis and occulsion. Eur Arch Psychiatr Neurol Sci 236: 162–168.

25. *Pillunat LE, Lang GK* (1992): Ocular carbon dioxide reactivity in normal pressure glaucoma. Invest Ophthalmol Vis Sci 33:1279.

26. *Pillunat LE, Lang GK, Harris A* (1994): The visual response to increased ocular blood flow in normal pressure glaucoma. Surv Ophthalmol 38:139–149.

27. *Leisch F* (1979): Successful nifedipine therapy in coronary spasm. Acta Med Austriaca 6:4:129–132.

28. *Netland PA, Chaturvedi N, Dreyer EB* (1993): Calcium Channel Blockers in the Management of Low-tension and Open-angle Glaucoma. Am J Ophthalmol 115: 608–613.

29. *Kitazawa Y, Shirai H, Go FJ* (1989): The effect of ca-antagonists on the visual field in low tension glaucoma. Graefes Arch Clin Exp Ophthalmol 227:408–412.

30. *van den Kerkhoff W, Drewes LR* (1985): Transfer of the calcium antagonists nifedipine and nimodipine across the blood brain barrier and their regional distrinution in vivo. J Cerebr Blood Flow Metab 5:459–460.

31. *Gelmers HJ, Gortes K, de-Weerdt CJ, Wiezer HJA* (1988): A controlled trial if nimodipine in acute ischemic stroke. New Engl J Med 318:203–207.

32. *Nyborg NCB, Nielsen PK* (1992): Comparison of the vasodilator effect of nifedipine and nimodipine in bovine isolated ocular arteries. Abstracts of the European Glaucoma Society 1992:186.

33. *Wezler K, Boeger A* (1939): Die Dynamik des arteriellen Systems. Erg Physiol 41:292–314.

34. *Stodtmeister R, Hornberger M, Hoefer M, Pillunat LE, Gaus W* (1988): Okulo-oszillodynamographie nach Ulrich: Ergebnisse bei Augengesunden. Klin Monatsbl Augenheilk 192:219–233.

35. *Ulrich WD, Ulrich C* (1985): Oculo-Oscillo-dynamography: A diagnostic procedure for recording ocular pulses and measuring retinal and ciliary arterial blood pressures. Ophthalmic Res 17:308–317.

36. *Ulrich WD, Ulrich C* (1985): Okulooszillodynamographie, ein neues Verfahren zur Bestimmung des Ophthalmokablutdrukkes und zur okulaeren Pulskurvenanalyse. Klin Mbl Augenheilk 186:385–388.

37. *Gee W, Oller DW, Homer LD, Bailey CR* (1977): Simultaneous bilateral determination of the systolic artery pressure of the ophthalmic artery by ocular pneumoplethysmography. Invest Ophthalmol Sci 86–92.

38. *Pillunat LE, Lang GK* (1992): Ocular carbon dioxide reactivity in healthy volun-

teers: Effect of age and CO2 concentration applied. German J Ophthalmol 1:254.

39. *Frayser R, Hickham JB* (1964): Retinal vascular response to breathing increased carbon dioxide and oxygen concentrations. Invest Ophthalmol Vis Sci 3:427–431.

40. *Grunwald JE, Riva CE, Brucker AJ, Sinclair SH, Petrig BL* (1984): Altered retinal vascular response to 100 % oxygen breathing in diabetes mellitus. Ophthalmology 91:1447–1452.

41. *Harris A, Malinovsky VE, Cantor LB* (1992): Isocapnia blocks exercise induced reductions in ocular tensions. Invest Ophthalmol Vis Sci 33:2229–2232.

42. *Sponsel WE, DePaul K, Zetlan SR* (1992): Retinal hemodynamic effects of carbon dioxide, hyperoxia, and mild hypoxia. Invest Ophthalmol Vis Sci 33:1864–1869.

43. *Gasser P, Flammer J* (1987): Influence of vasospasm on visual function. Docum Ophthalmol 66:3–18.

44. *Archer LNJ, Evands DH, Patton JK, Levene M* (1986): Controlled hypercapnia and neonatal artery Doppler ultrasound waveforms. Pediatr Res 20:218–222.

45. *Kety SS, Schmidt CF* (1948): The effect of altered tensions of carbon dioxide and oxygen and cerebral blood flow and cerebral oxygen consumption in young men. J Clin Invest 27:383–512.

46. *Severinghaus JW, Lassen N* (1967): Step hypocapnia to separate arterial from tissue PCO2 in the regulation of cerebral blood flow. Circ Res 20:272–291.

11. Ultraschallbiomikroskopie beim Pigmentglaukom

Lutz E. Pillunat, Andreas Böhm, Bettina Fuisting, Markus Kohlhaas, Gisbert Richard

Das Pigmentdispersions-Syndrom führt in 40 % der Fälle (1) der Patienten zum Pigmentglaukom. Das Pigmentglaukom wurde bereits 1901 erwähnt, als Hippel (2) eine Pigmentdispersion mit erhöhtem intraokularem Druck und Glaukomschaden feststellte. Die wichtigsten Risikofaktoren für die Entwicklung und das Fortschreiten des Pigmentdisperisonssyndrom sind junges Alter, männliches Geschlecht, Kurzsichtigkeit und die weiße Rasse. Insgesamt geht man davon aus, daß das Pigmentglaukom etwa 1– 1,5 % aller Glaukomformen darstellt (3, 4, 5).

Beide Krankheitsbilder, sowohl das Pigmentglaukom wie auch das Pigmentdispersionssyndrom sind charakterisiert durch eine Freisetzung von Pigment, welches vom Pigmentepithel der Iris stammt. Dieses Pigment wird auf dem Hornhautendothel (Krukenbergspindel) im Trabakelwerk, auf der Schwalbe'schen Linie und auf der Irisoberfläche abgelagert.

Der genaue Mechanismus der Pigmentfreisetzung ist jedoch nicht vollständig geklärt. Bei vielen Patienten mit Pigmentglaukom und Pigmentdispersionssyndrom zeigt die Regenbogenhaut einen hinteren Ansatz, und die Iris weist eine konkave Konfiguration auf (5).

Diese Konkavität der mittelperipheren Iris führt zu einem iridozonularen Kontakt und durch dieses mechanische Reiben wird Pigment freigesetzt. Aufgrund dieser Beobachtungen beschrieb Kempel (4, 5) einen inversen Pupillarblock, bei dem der Druck in der vorderen Augenkammer scheinbar höher ist als in der hinteren Augenkammer und somit eine konkave Iriskonfiguration hervorruft.

Diese Beobachtungen wurden mehrfach bestätigt (6, 7, 8) und weiterhin konnte gezeigt werden, daß eine Iridotomie oder eine Iridektomie diesen Druckgradienten beseitigt. Die Beseitigung des Druckgradienten führt somit auch zur Senkung des Augeninnendruckes (6, 8).

Einige Autoren jedoch konnten diese Resultate nicht bestätigen. Spaeth (10, 11) zeigte bei 24 Patienten, die an einem Pigmentglaukom litten und die zufällig mit einer Laseriridotomie behandelt wurden, daß die Behandlung in einer Abflachung der mittelperipheren Iris resultierte. Diese Abflachung der Iriskonkavität hatte jedoch keinen günstigen Einfluß auf den Krankheitsverlauf, d. h. die Iridotomie zeigte keine augeninnendrucksenkende Wirkung.

Um diese widersprüchlichen Ergebnisse aufzuklären, wurden 28 Patienten mit Pigmentglaukom vor und nach einer YAG-Laser-Iridotomie untersucht.

Patienten und Methoden

Einschlußkriterien, um in die Studie aufgenommen zu werden, waren:

- Ein unbehandelter Augeninnendruck, der höher als 22 mmHg bei drei verschiedenen Untersuchungszeitpunkten war,
- die Anwesenheit einer Krukenberg-spindel,
- Pigmentablagerungen im Trabekelwerk,
- mittelperiphere Kirchenfenster-Phänomene und
- typische Glaukomschäden am Sehnerv und im Gesichtsfeld.
- Bei beidseitigem Pigmentglaukom wurde ein Auge zufällig ausgewählt.

Alle Patienten wurden an der Spaltlampe untersucht, ein automatisches Gesichtsfeld (Humphrey-Field-Analyzer, Programm 30-2) wurde durchgeführt, desweiteren erfolgte eine komplette ophthalmologische Untersuchung, einschließlich einer Papillenanalyse mit dem Heidelberg-Retina-Tomograph.

20 Patienten waren männlich, 8 weiblich, das mittlere Alter war 43 Jahre und der mittlere unbehandelte Augeninnendruck betrug 24,3 mmHg. Eine Kurzsichtigkeit fand sich bei 25 der 28 Patienten und variierte von – 1 bis – 7,5 Dioptrien.

Alle Patienten wurden mit der Ultraschallbiomikroskopie untersucht, um die Iriskonfiguration zu dokumentieren und um zu zeigen, ob ein iridozonularer Kontakt vorhanden war.

Die Ultraschallbiomikroskopie (UBM) ist ein diagnostisches Verfahren, welches es erlaubt, in vivo die hintere Augenkammer und den Ziliarkörper darzustellen. Wir benutzten einen 50 MHz-Schallkopf, der eine Auflösung von ca. 50 μm gestattet und der eine Gewebepenetration von ca. 4 mm aufweist. Alle Patienten wurden in einer liegenden Position und bei standardisierten Lichtbedingungen untersucht. Dies sollte Artefakte bei verschiedenen Pupillengrößen ausschließen. Die Patienten erhielten eine Oberflächenanaesthesie und ein Trichter mit Ultraschallgel wurde eingesetzt.

Wie von Potash und Mitarb. vorgeschlagen, benutzten wir einen Maßstab, der in der Software vorgesehen ist, um die Iriskonkavität abzuschätzen. Eine Linie wurde vom peripheren Punkt des Irispigmentepithels zum zentralsten Punkt des Irispigmentepithels gezogen. Eine Konkavität wurde dann als solche angenommen, wenn zwischen der gezogenen Linie und dem Irispigmentepithel eine Differenz bestand.

Nach der Ultraschallbiomikroskopie wurde bei allen Patienten eine periphere Neodynium-YAG-Laser-Iridotomie durchgeführt. Die Patienten erhielten eine Vorbehandlung mit Pilocarpin 1 %ig und Apraclonidin 1 %ig. Die Iridotomie wurde mit einem Abraham Kontaktglas durchgeführt.

Der Augeninnendruck wurde zu Beginn aller Untersuchungen gemessen, einen Tag nach der Laserbehandlung, anschließend wurde eine Druckdokumentation jeden Monat durchgeführt. Ein UBM wurde erneut am Tag nach der Laserbehandlung und alle 3 Monate entsprechend wiederholt. Die mittlere Nachbeobachtungszeit beträgt 6 Monate.

Zur statistischen Auswertung kamen der Wilcoxon-Test für verbundene Stichproben auf dem Signifikanzniveau von $p = 0,05$ zum Tragen.

Ergebnisse

Bei 10 Patienten (9 männlich, 1 weiblich) zeigte sich im UBM ein iridozonularer Kontakt und eine konkave Iriskonfiguration. Bei 18 Patienten jedoch fand sich

Augeninnendruck Gruppe I

Abbildung 11.1: Verlauf des mittleren intraokularen Druckes vor Beginn der Untersuchungen und im Verlauf nach der Laser-Iridotomie bei 10 Patienten mit Pigmentglaukom, die ursprünglich eine Konkavität der Iris und einen iridozonularen Kontakt aufwiesen.

Augeninnendruck Gruppe II

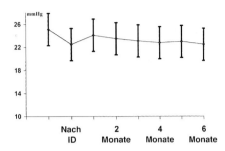

Abbildung 11.2: Verlauf des mittleren intraokularen Druckes zu Beginn und während des Nachbeobachtungszeitraums nach YAG-Laser-Iridotomie bei 18 Patienten mit Pigmentglaukom, die initial keine Konkavität der Iris aufwiesen.

keinerlei Konkavität der Regenbogenhaut und auch kein feststellbarer Kontakt zwischen den Zonulafasern und dem Irispigmentepithel. Der Ausgangsaugeninnendruck war jedoch zwischen beiden Patientengruppen identisch.

Bei allen Patienten, die eine Iriskonkavität aufwiesen, zeigte sich nach der YAG-Iridotomie eine planare Iriskonfiguration. Desweiteren war bei diesen Patienten der iridozonulare Kontakt verschwunden. Patienten, die initial einen iridozonularen Kontakt aufwiesen, zeigten eine signifikante Augeninnendrucksenkung während der Nachbeobach-

tungszeit. Ein Abfall von ca. 30 % von 24,6 ± 2,1 mmHg zu 18,3 ± 2,0 mmHg nach der YAG-Iridotomie wurde beobachtet. Dieser Abfall fand sich hochsignifikant mit p = 0,0063. Bei diesen Patienten war während der Nachbeobachtungszeit keine weitere Behandlung notwendig.

Bei den 18 Patienten, die keinen iridozonularen Kontakt aufwiesen, fiel der Augeninnendruck nur um 8 %. Dieser Abfall von 25,1 auf 23,1 mmHg war statistisch nicht signifikant. Nach 6 Monaten erhielten 16 der 18 Patienten eine zusätzliche antiglaukomatöse Therapie

Tabelle 11.1: Gruppe 1, Pigmentglaukom mit iridozonularem Kontakt.

- n = 10
- Alter 41,3 ± 6,3 Jahre
- 1 weiblicher, 9 männliche
- Ausgangswert des Augeninnendruckes 24,6 mmHg
- Mittlerer Defekt – 6,4 dB
- Refraktion – 2,5 dpt

Tabelle 11.2: Gruppe 2, Pigmentglaukom ohne iridozonularen Kontakt.

- n = 18
- Alter 45,6 ± 7,2 Jahre
- Ausgangswert Augeninnendruck 25,1 mmHg
- Mittlerer Defekt – 5,5 dB
- Refraktion – 3,0 dpt

oder unterzogen sich einer filtrierenden Operation.

Diskussion

Die Ergebnisse bestätigen, daß eine konkave Iriskonfiguration und ein iridozonularer Kontakt von wesentlicher Bedeutung beim Pigmentglaukom sind. Nur Patienten, die einen iridozonularen Kontakt der mittleren Iris aufwiesen, zeigten eine Augeninnendrucksenkung nach YAG-Iridotomie. Diese Beobachtung wurde von Kampik (16), Pitch (9) und Campbell (5,6) bereits vorgeschlagen. Kampik (15) zeigte mittels elektronenmikroskopischer Aufnahmen, daß die Irisdefekte (Kirchenfenster-Phänomene) konsequent dem Verlauf der Zonulafasern folgen.

Aber weshalb zeigten 18 der 28 Patienten keinen iridozonularen Kontakt und aus welchem Grunde führte die Laser-Iridotomie bei diesen Patienten zu keiner Augeninnendrucksenkung? Gibt es somit verschiedene Mechanismen, die zum Pigmentglaukom führen?

Analysiert man die Unterschiede zwischen beiden Gruppen, so finden sich keine deutlichen Unterschiede. Der Ausgangsaugeninnendruck, die Pupillengröße, das Alter, das Geschlecht und der Glaukomschaden waren vergleichbar. Patienten mit iridozonularen Kontakt jedoch waren tendentiell jünger, und es fanden sich mehr weibliche Patienten, die keinen iridozonularen Kontakt aufwiesen.

Da die Kurzsichtigkeit einen wesentlichen Risikofaktor für das Pigmentglaukom darstellt (17), wurden beide Gruppen hinsichtlich der Kurzsichtigkeit verglichen. Der Unterschied zwischen beiden Gruppen war jedoch nicht signifikant.

Eine mögliche Erklärung für die gefundenen Resultate könnte sein, daß der iridozonulare Kontakt ein intermittierender Prozeß ist, und somit eine Pigmentliberation sehr langsam über einen gewissen Zeitraum erfolgt (8). Ein intermittierender Kontakt zwischen Irispigmentepithel und Zonulafasern während der Pupillendilatation im Dunkeln mag eine derartige Pigmentfreisetzung hervorrufen und ist natürlich nicht immer mit der UBM zu erfassen. Bei einigen Patienten mit Pigmentglaukom fanden sich chorioretinale Veränderungen und somit wurde vorgeschlagen, daß das retinale Pigmentepithel möglicherweise beim Pigmentglaukom mit affektiert ist (18 – 21). Nimmt man den gemeinsamen embryologischen Ursprung des Pigmentepithels des vorderen und hinteren Augenabschnittes und berücksichtigt man ferner, daß das Pigmentdispersionssyndrom eine autosomal-dominante Veränderung darstellt (22), kann diese Hypothese sinnvoll sein. Neben einer Einzelbeobachtung von Chew und Deutman (20) wird eine weitere Erklärung von der Arbeitsgruppe um Piccolino (21) erwähnt. Die Autoren beschrieben zwei Zwillingsbrüder mit Pigmentglaukom und diffusen retinalen Pigmentepitheldegenerationen, und schlagen somit vor, daß dies an einer vorgeburtlichen Schädigung liegen könnte.

Im Hinblick auf die gezeigten Ergebnisse dieser Studie mag die genannte Hypothese erklären, warum 64 % der Patienten keine Anzeichen einer Iriskonkavität oder eines iridozonularen Kontakts aufwiesen. Auch beim Pigmentdispersionssyndrom fand sich nur in 56 % eine Konkavität der Regenbogenhaut und in 44 % ein iridozonularer Kontakt (8).

Wenn zwei verschiedene pathogenetische Mechanismen, d. h. zum einen die congenitale Anomalie des Pigmentepithels und andererseits ein mechanisches Reiben am Irispigmentepithel zu gleichen Krankheitszeichen führen, so stellt die Ultraschallbiomikroskopie ein wertvolles Hilfsmittel dar, um zwischen diesen beiden Erscheinungsformen zu differenzieren.

Literatur

1. *Migliazzo CV, Shaffner RN, Nykin R, Magee S.* Longterm analysis of pigmentary dispersion syndrome and pigmentary glaucoma. Ophthalmology 1986; 93: 1528–36.
2. *Von Hippel E.* Zur pathophysiologischen Anatomie des Glaukoms. Graefes Arch 1901; 52: 498–504.
3. *Mapsone R.* Pigment release. Br J Ophthalmol 1981; 65: 258–261.
4. *Speakman JS.* Pigmentary dispersion. Br J Ophthalmol 1981; 65: 249–251.
5. *Campbell DG, Schertzer RM.* Pathophysiology of pigment dispersion syndrom and pigmentary glaucoma. Current opinion in Ophthalmol 1995; 6: 96–101.
6. *Campbell DG.* Pigmentary dispersion and glaucoma. A new theory. Arch Ophthalmol 1979; 97: 1667–72.
7. *Pavlin DJ, Harasiewicz K, Foster FS.* Posterior iris bowing in pigmentary disperison syndrome caused by accommodation. Am J Ophthalmol 1994; 118: 114–116.
8. *Potash SD, Tello C, Liebermann J, Ritch R.* Ultrasound biomicroscopy in pigment disperison syndrome. Ophthalmology 1994; 101: 332–339.
9. *Pitch R, Liebermann J, Tello C, Chew SJ.* Ultrasound biomicroscopic findings in pigment dispersion syndrome. In: Krieglstein GK (Ed.) Glaucoma Update V, Kaden-Verlag, Heidelberg 1995: 290–298.
10. *Karickhoff JR.* Pigmentary dispersion syndrome and pigmentary glaucoma. A new mechanism concept, a new treatment, and a new technique. Ophthalmic Surg 1992; 23: 269–277.
11. *Spaeth G.* Peripheral iridotomy in pigmentary glaucoma. Review: Ocular Surgery News 8/II 1997: 29.
12. *Spaeth G.* Personal communication 1997.
13. *Pavlin CJ, Harasiewicz K, Sherar MD, Foster FS.* Clinical use of ultrasound biomicroscopy. Ophthalmology 1991; 98: 287–295.
14. *Pavlin CJ, Easterbrook M, Hurwitz JJ, Harasiewicz K, Foster FS.* Ultrasound biomicroscopy in the assessment of anterior scleral disease. AM J Ophthalmol 1993; 116: 628–635.
15. *Pavlin CJ, Harasiewicz K, Foster FS.* Ultrasound biomicroscopy of anterior segment structures in normal and glaucomatous eyes. Am J Ophthalmol 1992; 113: 381–389.
16. *Kampik A, Green WR, Quigley HA, Pierce LH.* Scanning and transmission electron microscopic studies of two cases of pigment disperison syndrome. AM J Ophthalmol 1981; 91: 573–587.
17. *Berger A, Ritch R, McDermott JA, Wang RF.* Pigmentary disperison, refraction and glaucoma. Invest Ophthalmol Vis Sci 1987; 28: 114.
18. *Demailly P, Plane E, Simons S, Luton JP.* Glaucome pigmentaire. Bull Soc Ophthalmol Fr 1979; 79: 179–181.
19. *Iwamoto T, Witmer R, Landolt E.* Electron microscopy on a case of pigmentary glaucoma. Ophthalmologica 1968; 156: 271–272.
20. *Chew EY, Dentman AF.* Pigment dispersion syndrome and pigmented pattern dystrophy of retinal pigment epithelium. Br J Ophthalmol 1983; 67: 538–541.
21. *Piccolino FC, Calabria G, Polizzi A, Floretto M.* Pigmentary retinal dystrophy associated with pigmentary glaucoma. Graefes Arch Clin Exp Ophthalmol 1989; 227: 335–339.
22. *McDermott JA, Ritch R, Berger A, Wang RF.* Familial occurrence of pigmentary dispersion syndrome. Invest Ophthalmol Vis Sci 1987; 28 (Suppl): 136.